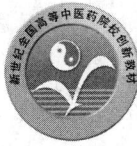

新世纪全国高等中医药院校创新教材
基 础 医 学 实 验 系 列 教 材

总主编 肖子曾 严 杰　　总主审 黄政德

中医基础课程实验教程

（供中医学、针推、中西医结合专业用）

主 编　肖子曾

中国中医药出版社
·北 京·

图书在版编目（CIP）数据

中医基础课程实验教程/肖子曾主编 . —北京：中国中医药出版社，2013.11
基础医学实验系列教材
ISBN 978 - 7 -5132 - 1462 -9

Ⅰ.①中…　Ⅱ.①肖…　Ⅲ.①中医医学基础 - 实验 - 中医学院 - 教材
Ⅳ.①R22 -33

中国版本图书馆 CIP 数据核字（2013）第 105382 号

中国中医药出版社出版
北京市朝阳区北三环东路 28 号易亨大厦 16 层
邮政编码　100013
传真　010 64405750
北京时代华都印刷有限公司印刷
各地新华书店经销
＊
开本 787×1092　1/16　印张 10.5　字数 228 千字
2013 年 11 月第 1 版　2013 年 11 月第 1 次印刷
书　号　ISBN 978 - 7 -5132 - 1462 -9
＊
定价　25.00 元
网址　www.cptcm.com

《基础医学实验系列教材》
专家指导委员会

《中医基础课程实验教程》编委会

前　言

随着现代医学科学技术、教育科学技术的进步与发展，医学教学理念也发生了深刻变化。尤其在基础医学教学领域，不仅要求在教学过程中传授理论知识，更要求加强学生动手能力的训练，而且还要求教学方法、内容、手段规范和先进，以适应高等中医药院校发展的要求。

为此，湖南中医药大学在近 20 年基础医学实验教学改革的基础上，借鉴其他院校的经验，依照教育部对实验教学改革的要求，编写了本套基础医学实验系列教材，包括《人体解剖学实验教程》《医学显微形态学实验教程》《医学免疫学与病原生物学实验教程》《生物化学与分子生物学实验教程》《医学机能学实验教程》《中医基础课程实验教程》6 本，主要适用于高等中医药院校各专业基础医学实验课程的教学。本系列教材打破了传统的学科界限，将性质相似的实验课重新组合；改变了传统的实验模式，提高了综合性实验和设计性实验的比例；用现代实验方法验证中医的经典理论。

由于我校基础医学实验教学条件所限，该套教材难免存在不足之处，恳请读者、教师和学生提出宝贵意见，以便再版时修订提高。

《基础医学实验系列教材》

编委会

2012 年 9 月

编写说明

随着全国高等中医药院校中医基础课程实验教学改革的发展，在中医基础课程实验教学领域，转变实验教学观念、调整专业设置、更新教学内容、改革管理体制、整合实验教学资源、创新中医基础课程实验教学内容和模式已成为全国高等中医药院校实验教学改革的趋势。因此，我们总结近二十余年中医基础课程实验教学的实践经验，借鉴其他兄弟院校中医基础课程实验教学改革和教材编写经验，依照教育部对实验教学改革的要求，编写了这本《中医基础课程实验教程》。

本教材内容包括了《中医基础理论》、《中医诊断学》、《方剂学》、《内经》、《伤寒论》、《金匮要略》、《温病学》、《中医各家学说》等中医基础课程，将各基础课程中的基本理论、基本观念设计成实验内容，适用于高等中医药院校各专业中医基础课程的实验教学。

本教材第一、二章由肖子曾、胡方林、刘慧萍编写，第三章由郭春秀编写，第四章由孙桂香编写，第五章由龙玲、罗成宇编写，第六章由蔡莹编写，第七章由李花编写，第八章由郤文辉、刘娟编写，第九章由艾碧琛、肖碧跃、易亚乔编写，第十章由苏丽清、李鑫辉编写。全书由欧阳建军教授审阅。

由于我们的学术水平和编写能力有限，在教材的编写过程中难免存在缺点和错误，希望使用本教材的师生提出宝贵意见和建议，以便今后修订和完善。

《中医基础课程实验教程》
2013 年 5 月

目　录

绪　论

一、中医基础实验课程的意义

生命科学的高速发展和现代科学技术的突飞猛进，呈现出多学科间的相互渗透和彼此间大开放的特征，传统的学科界限正在消失。在这一大的历史背景下，古老学科的传承必然要融入现代科学的发展。科学研究是一所大学活力的源泉，活力的丧失将威胁到生存的基础。教学和科研的有机统一和共同发展，是大学水平的重要标志。没有研究的教学只有继承，没有创新。美国教育家梅兹指出："一言以蔽之，大学不仅传授知识，而且还教授研究。"实验研究是现代科学最基本的研究方法。唯物主义思想家、科学家罗吉尔·培根曾说："证明前人传统的唯一方法就是观察与实验。"高等中医药院校培养的学生肩负着传承中医和发展中医的历史使命，要求学生必须具备良好的继承和创新精神。如何实行教学与研究的有机结合，如何发挥学生的主动性，让学生有机会参与研究工作，培养学生的创新意识和研究能力；如何在教学过程中通过优化课程教学，营造教学与科研相结合的氛围以激发学生创新的欲望，培养学生多方面的能力，对于中医基础类课程的教学至关重要。实验教学是现代教育的重要形式，有着理论教学不可替代的作用，是一种必不可缺的教学方式。特别是在现代高等医学教育中，更起着举足轻重的作用。中医课程的实验教学在传授医学基础知识、提高动手能力、拓宽知识面、强化心理素质、提高评判性思维、解决实际问题等方面具有重要作用。然而在已有的中医教育中，实验教学一直是薄弱环节。因此，在传统的课程体系和教学方法基础上，根据中医课程教学目的，设计符合其内在规律的教学实验，积极开展实验教学，是对中医学传统教学模式和方法的重大变革，可以丰富教学内容，使深奥的理论客观化，启发和加深对中医理论原文的理解，激发学生的学习兴趣。这对于提高教学质量，培养适应新时期需要的中医教学、科研、临床复合型人才具有重要意义。是培养学生动手能力和创造能力的重要方法，是"从传授知识为主，向培养能力转变"的重要途径。

二、近年中医基础实验课程的研究进展

中医基础实验课程的研究主要包括证及方药研究两方面：

1. 证的研究　主要包括证的标准化、规范化、实质研究：

所谓证，是对疾病所处一定阶段的病位、病因、病性以及病势等所做的病理概括，

它包括了病因、邪正关系，是反映疾病在某一特定阶段的病理实质变化。证是对致病因素与机体两方面情况的综合，是对疾病当前本质所做的结论。随着中医药学术建设的发展及临床科研工作的不断深入，中医证的研究历程，从证的实质探讨到证的规范化研究已经做了许多有益的探索，取得了很多令人瞩目的成就，如肾阳虚证从下丘脑－垂体－肾上腺皮质（甲状腺、性腺、胸腺）轴出发阐释其本质已被世界公认；血瘀证的研究也取得重大进展，现代医学工作者从血液流变学、血管内皮细胞功能、血液有形成分的改变等多个角度进行研究，认为血液的高凝状态是血瘀证发生的重要环节。研究的结果扩大了"血瘀"的范畴。认为血瘀应分"有形之瘀"和"无形之瘀"。"有形之瘀"如血栓、红肿、结块、皮肤瘀斑、结缔组织异常增生、动脉粥样硬化等，"无形之瘀"如血液流变学改变、病灶组织液增多所致的炎症等。随着细胞因子的研究深入，认为促炎因子与抗炎因子失衡是温病卫气营血证发生的客观物质基础。

证的标准化研究也在不断深入，证候规范的标准具体到每一种证候时，应分为核心证候、病位证候、基础证候等。核心证候即证候的核心，包括寒、热、虚、实、阴、阳等；病位证候即证候的定位，包括五脏、六腑等；基础证候即核心证候构成的比较基础的部分，包括血虚、阴虚、气虚、阳虚等。

2. 方药实验的研究　大致包括药理学研究、化学研究、药动学研究三个方面：

方药的药理学研究开展最早，主要涉及疗效验证、机理探讨、用法和剂型研究（如分煎与合煎的比较；剂型之间的药效比较），以及不同治法研究和剂量的比较研究等。

现代药理学的研究方法主要包括实验药理学、实验治疗学或临床药理学。中医方剂全部来自临床实践，可以说它已经完成了临床治疗学的研究内容。因此，实验药理学、实验治疗学的方法就成为方剂研究的两个主要方法。

实验药理学包括对健康不麻醉动物和麻醉动物进行药效观察，以及采用离体动物器官、组织或细胞、细胞器进行离体实验，虽然整体与离体实验在实验药理学中均具有重要意义，但中医学强调整体观念，因此方剂药效的实验研究当更多地采用整体实验的方法。

中药药效的实验研究具有重大的临床意义，但其工作也有相当大的难度。如中药的来源与质量、方剂的制备保存方法、给药途径与剂量、实验动物和实验方法的选择及结果判定等。人与动物有着种属的差异，人类精神活动在疾病的发生、发展中起着重要的作用，利用动物实验进行方剂研究必须注意此点。以上一系列问题在方剂的实验研究中应不断地摸索经验，加以规范，以促进实验研究的展开。

化学研究最近几年日益受到人们的重视。在这方面，无论是思路还是技术与方法等均处于探索阶段，不少学者提出了一些有意义的观点和构思，其研究方法和途径大致可归纳为三个方面：①以单味药有效成分为指标，对全方制剂进行定性与定量研究。②采用植化方法对全方化学成分进行系统提取、分离和鉴定。③以药效为标准追踪复方活性部位与有效成分。

药动学主要研究药物在机体内吸收、分布、代谢排泄过程中的量变特点，以体内药物浓度－时间曲线的研究为主要内容。由于中药和方剂的成分十分复杂，常系多个成分起作用，且大多数有效成分尚未完全清楚，使药动学的研究极难进行。尽管如此，经过艰难的探索，建立了一些切实可行的研究方法，如药理法、毒效法和有效成分法等。已进行过药动学研究的经典方剂有桂枝汤、麻黄汤、银翘散、桑菊饮、四物汤、当归补血汤、小活络丹、柴胡桂枝汤、芍药汤等。至于验方和一些新药制剂则可能还要更多一些。目前的方法有血药浓度法（如放射性同位素示踪法、分光光度法、原子吸收光谱法、色谱法）、生物效应法（如药理效应法、药物积累法）等。结合中药复方制剂的中医药理论特点，进行药动学研究，对指导临床合理用药、阐述组方原理、制定合理的制备工艺、评价制剂质量以及研制新药均有重要意义。

方药毒理实验可以借助现代药理学实验方法，探讨方剂的 LD50、急性毒性、长期毒性、特殊毒性等内容，从而使人们对方剂的认识更科学、更客观，指导临床安全有效用药。

近几十年来，通过实验研究，学者们在阐明中医药学的某些基本理论和用药规律，探讨方药作用机理及药物配伍关系；判明中药的有效成分及方剂中起主要作用的药物；精简药味改进剂型、改革老方，创制新方及发现新用途扩大主治范围等方面取得了不少可喜成果。目前我国学者在方药的现代成分组分分析、药代药动学特点、制备工艺研究等许多方面都取得了很好的成果。

三、中医基础课程实验教程简介

中医基础课程实验教程是利用现代实验教学方法研究中医传统理论、诊法、方药以及各种学说的一门实验学科。其发展与其他自然学科的发展密切相关，并且相互影响、相互促进；科学技术发展和新技术不断应用于中医基础课程的实验研究，使得中医基础课程的知识与理论不断发展。中医学长期以来重视对宏观机能的观察，缺少对微观结构和代谢方面的研究而"详于气化，略于形迹"。中医学要发展，要同现代科学的发展方向接轨，就必须引进实验手段，利用既定性又定量的现代化方法和手段，以弥补临床观察及直觉领悟的不足。所以，在中医药院校的课程设置中开设中医基础课程实验教学，对于加强学生对中医学基本理论和基本诊疗技能的理解和掌握、提高学生科学素养都具有重要意义。通过本课程的开设不仅可以大大提高教学质量，而且可以使学生对中医学基础理论的学习从原先相对枯燥、难于理解和掌握变得更加直观、更加量化、更加易懂易学。同时，通过四诊综合应用实验的训练，达到培养学生运用综合技能和知识的目的，也为学生今后开展中西医结合科研工作打下良好的基础。

《中医基础课程实验教程》包括了《中医基础理论》、《中医诊断学》、《方剂学》、《内经》、《伤寒论》、《金匮要略》、《温病学》、《中医各家学说》等中医基础课程，将各基础课程中的基本理论、基本方法、基本技能设计成实验内容，主要适用于高等中医药院校各专业中医基础课程的实验教学。

四、中医基础课程实验类型

中医基础课程的实验，不同于单纯的动物实验，包括临床调研、文献整理和动物实验，根据各专业知识结构和中医基础课程的特点，可分为以下几类：

（一）以深化理解知识为主的验证性实验

验证性实验是一种传统的实验方法，它要求在一定的教学时数内能操作完成实验的各个过程，得到相应的实验结果，学生参与性强，自己动手，实验结果的重复性、客观性和稳定性好，从而保证实验教学的效果。验证性实验内容以基础性实验操作为主，要求学生熟悉并初步掌握实验原理和实验方法，掌握实验仪器与设备的使用。在掌握基本技能、增强学生对理论理解记忆的同时，培养学生严谨的科学作风。

（二）以培养动手能力为主的设计性实验

设计性实验要求并指导学生综合所学医学知识、现代研究技术，独立自主地开展包括选题、课题设计、研究准备、实验实施、实验数据分析，以及撰写实验报告等实践。其基本步骤包括：首先介绍本课程的教学方式，要求学生课后复习以前所做过的相关课程的实验；学生自愿分组，4~6人一组，以小组为单位，利用计算机检索等方法课后选题；学生确定选题后进行课题试验设计，并进行课堂交流、提问、答疑，以无记名投票方式决定实验方案；在老师的指导下进一步完善研究内容，确定最终方案；进行实验准备、经费预算、预实验和正式实验，完成数据处理、分析，并进行课堂实验结果交流和讨论。最后独立撰写研究报告并上交，作为考核内容之一。

（三）以培养创新能力为主的创新性实验

创新性实验是在专业教师指导下，自查资料，独立设计，自拟试验方案，进行探索性实验。该类实验综合多学科知识，采用较新的实验技术和方法，将中医药内容有机地融入其中，目的在于培养学生综合运用多学科与中医药知识的能力。该类实验要求学生具有较宽的知识面，敏锐的观察力，较强的开拓创新意识。验证性实验和设计性实验可在教学计划内完成，而创新性实验可在课外进行，可不占教学课时。具体实施过程可分为三个阶段：

第一阶段：动员选题阶段。老师在所任课的班级内向学生强调创新性实验对人才培养的重要性，强调创造能力与科学实验的关系及培养创新性思维、创新能力的重要性。学生自由组成研究小组，根据已有的知识背景，充分利用图书馆、网络检索等手段，确定探索主题，了解有关背景知识，落实细化实验方案和技术路线，经与指导老师商量并充分论证，结合实验室的实验条件形成课题申报书上报学校，在学校组织专家评审中标后即可开展实验。

第二阶段：实验阶段。实验中心向学生提供实验经费、场所及所有仪器，让学生自己掌握实验过程。学生独立查资料、看文献、摸方法、做实验，既动手，更动脑，遇到问题首先自己解决，自己解决不了的再向指导老师请教，完成实验。

第三阶段：论文写作阶段。学生根据实验结果进行数据统计分析，完成论文写作并发表。

总之，实验教学是培养学生综合运用知识能力的良好途径，能调动学生学习的积极性，有利于提高自学能力、独立工作能力和科研能力。通过不同层次中医基础课程实验教学，能够加深学生对中西医相关理论的认识和理解，学习相应的科学实验方法，培养其探索科学真谛的兴趣，以及科学实验思维和创新能力，为以后的中医药研究工作打下良好基础。

五、中医基础课程动物实验的研究水平与层次

由于中医的视域比较宏观，研究方法比较整体，着眼于对人本身的统一性和人与外界环境之间的相互联系、相互协调关系，是一种从"关系实在"而不是从"物质实体"的视角认识事物的方法，也就是说，中医始终将人体看成是一个有机整体、不可打开的"黑箱"，采用"司外揣内"、"由表知里"、"由此知彼"的方法，从机体外部的功能行为来推断人体宏观整体上的生理病理变化规律。它一方面以整体关系作为问题的出发点，特别强调宏观层次的"突现"的特性；另一方面力求从微观层次的组成成分及其相互作用来理解宏观层次方面的特性，重要的还在于对两者相互关系的表述不只停留在抽象的、思辨的水平上，而是具体化到科学地解释事物整体属性和局部属性的产生及其机制上。这是一种整体和局部、定性和定量相结合的辩证逻辑方法。因此，中医基础课程实验，既包括对外在的表象的观察，又运用现代科技手段深入到细胞和分子水平。细胞是构成机体的最基本单位，许多不同的细胞构成组织或器官。执行某一生理功能的不同器官相互联系，构成器官系统。整个机体就是由各个器官系统相互联系、相互作用而构成的一个复杂的有机体。

（一）细胞和分子水平研究

构成器官系统的基本单位是细胞，而细胞及其构成细胞的各种生物分子的物理学、化学和生物学特性决定了其所构成的器官的生理功能。因此，研究一个器官的功能要从细胞和分子水平进行。在许多情况下，将要研究的某种组织细胞从整体取下，在人工的生理环境下对其功能进行研究，故细胞和分子水平的研究常常通过体外实验法。但不能简单地把体外实验结果直接用于推测或解释细胞在完整机体内的功能和作用。在体内的细胞所处的环境比体外实验时复杂得多，对某一细胞进行在体功能分析，必须考虑其所处环境及其变化对细胞功能的影响。

（二）器官、系统水平研究

体内各个器官、系统的活动规律、影响因素与调节及其在整体生命活动中的意义和作用研究称为器官、系统水平研究。通常采用在体或离体法研究某一器官或系统的功能变化和影响因素，如用离体"蛙心"观察温阳药对心脏活动的影响，这是器官和系统水平的研究。

（三）整体水平研究

整体水平研究是指对完整机体的各个系统功能活动之间的相互关系，以及完整机体

与环境之间的对立统一关系的研究。例如从整体水平研究自然环境的变化（如温度、湿度、气压等）对人体功能活动的影响，以及机体对这些情况的适应过程；研究各种社会活动、社会条件、思想情绪、精神状态等对人体整体及各器官系统功能的影响；研究整体活动中各系统功能的调节机制与相互影响、相互协调的规律。

六、中医基础课程实验教学发展趋势与要求

传统的中医基础课程实验教学模式是按学科设立教学实验室，开设以验证各自课程理论知识为主的实验项目。虽然传统模式在高等医学教育发展的历史长河中起了不可否定的主导作用，但随着科学技术和医学科学的发展，其不利于学科间交叉、渗透与融合，忽视了对学生进行基本技能和综合素质的培养等不足已显现出来，已不能很好地适应医学教育的发展。确立中医学各基础学科及西医基础学科的实验教学内容，编写中医基础课程实验教材，开设中医基础课程的实验教学改革正在全国各高校逐步展开，层层深入。这种综合化、整体化的实验教学的发展趋势对中医基础课程实验教学提出了开放化的新要求。同时，开放化的中医基础课程实验教学既需要建设先进的现代化的实验室，又要求学生全面掌握各种各样的实验技术和方法、不同研究水平的实验研究手段。开放式实验教学对学生开设综合性、创新性、设计性和探索性实验，这要求学生在具有一定的中医基础课程专业知识的基础上，能够灵活运用实验技术和方法，进行实验设计，开展探索性或创新性实验研究。

七、中医基础课程实验教学要求和实验室规程

（一）学习中医基础课程实验的目的

1. 了解中医基础课程实验的基本方法和常用仪器装置。
2. 学习和掌握中医基础课程实验的基本技能和基本操作。
3. 认识人体及其他生物体的正常功能、病证模型及药物作用的基本规律。
4. 加深对于中医学理、法、方、药的认识和理解。
5. 培养学生科学研究的基本素质，培养学生客观地对事物进行观察、比较、分析和综合的能力，以及独立思考、解决实际问题的能力。

（二）学习中医基础课程实验的要求

1. 实验前 ①认真阅读实验指导，充分了解本次实验的目的、要求、实验步骤、操作程序及注意事项。②结合实验内容复习相关理论，预测各实验项目应得结果。③预估实验过程中可能出现的问题和发生的误差，确定解决和纠正的方法。

2. 实验中 ①认真听取实验指导老师的讲解和观看示教操作，特别注意指导老师强调指出的实验操作步骤和注意事项的讲解，严格按照实验步骤进行操作，不得擅自进行与实验无关的活动。②实验过程中要严格按照实验步骤循序操作，不得随意变动和进行与实验无关的活动。在以文献为研究对象的实验中要求爱护中医文献资料；以人体为

对象的实验，要特别注意人身安全；以动物为对象的实验，要爱护实验动物和器材，并节约实验药品和材料。实验器材的放置力求整齐、有序。③注意力要高度集中，仔细耐心、敏锐地观察实验所出现的现象，如实记录实验结果并联系理论进行思考。对没有达到预期结果的项目，要及时分析原因，有可能的话，应该重复该部分实验。④在进行哺乳类动物实验时，因操作复杂，项目多，应由组长对组内成员进行合理而明确分工，使每位学生既各尽其责，又相互配合，以保证按时圆满完成实验任务。另外，在不同的实验中，实验小组成员应轮流承担实验操作和项目，力求每个人的学习机会均等。⑤实验中如遇到疑难问题，应先设法自行解决，如有困难，应请指导老师帮助解决。

3. 实验后　①将实验仪器整理就绪，试验器皿和器械清洗擦干净。②在老师指导下，妥善处理动物和标本，打扫室内卫生。③整理实验记录，认真撰写实验报告，按时上交，由指导老师批阅。

（三）实验室规程

1. 实验人员进入实验室必须穿好实验工作服，严格遵守实验室各项规章制度和操作规程。

2. 保持实验室内的整洁、安静，不得迟到早退，严禁喧哗、吸烟和吃零食，如有违者，指导老师有权停其实验。

3. 实验室内各组要使用本组的仪器和器材，不得与他组调换，以免混乱。实验者在未熟悉实验仪器和设备性能及使用要点之前，不得轻易动手操作。如遇仪器损坏或机件不灵，应报告指导老师或实验技术人员，以便修理或更换，不得擅自拆修和调换。

4. 爱护实验动物，注意节约各种实验器材及药品。在实验中如被动物抓伤、咬伤，应立刻报告指导老师，进行妥善处理。

5. 实验结束后，学生应自觉整理好实验仪器设备，做好清洁工作，经指导老师或实验技术人员检查后方可离开实验室。

第一章　中医基础课程实验设计的原则与方法

第一节　实验设计的三大要素

实验设计包括三个基本要素，即实验对象、处理因素、观察指标。

一、实验对象

中医基础课程实验的对象包括文献、人和动物。为了避免实验给人带来损害或痛苦，除了一些简单的观察，如血压、脉搏、呼吸、尿量的实验可以在人体进行以外，主要的实验对象应当是动物。选择合适的实验动物对实验的成功有重要的意义，选择的条件如下：

（一）要选择接近于人类而又经济的动物

灵长类动物最接近人，但价格昂贵，但有时实验需用大动物完成，可选用犬、羊、猴。一般常选择的实验动物为家兔、大鼠、小鼠，它们比较接近于人类而价格又比较便宜。

（二）根据实验要求选择动物的品种和纯度

其中以纯种动物为佳，且应是健康和营养良好的动物。

（三）动物年龄、体重、性别最好一致

一般选择发育成熟的年幼动物，对性别要求不高的动物雌雄混用，但分组时应雌雄搭配。与性别有关的实验，只能用某种性别的动物。

二、处理因素

处理因素是指对实验对象施加的某种外部干预。处理实验对象的目的有两个方面，一是复制人类病证动物模型，观察其发病机制；二是进行实验治疗，观察药物或其他治疗手段的疗效。

（一）人类病证动物模型的复制

人类病证动物模型包括整体动物、离体器官、组织细胞。在复制动物模型时，一般遵守以下原则：

1. 相似性原则　复制的模型尽可能近似人类病证。最好是找到与人类病证相似的动物自发性疾病。如有一种大鼠会自发产生高血压，称为原发性高血压病大鼠（SHR）；猪有自发性动脉硬化，用它们来研究人类的高血压或动脉硬化则比较理想。但动物与人相似的自发性病证模型不多见，往往需要人为地在动物身上复制，需注意相似性原则。

2. 重复性原则　复制模型的方法要标准化，使病证模型可以重复复制。为此，选择的动物、实验方法、使用的仪器和环境因素应力求一致，即有一个标准化的模型复制方法。

3. 实用性原则　复制的方法尽量做到经济易行，如灵长类动物在相似性上最好，但价格昂贵，如果能用中小动物（家兔，大、小鼠）复制出类似人类病证模型，则更为实用可行。

（二）病证处理和实验治疗

给予药物治疗和观察治疗效果是综合性机能实验的一个重要方面。在设计时可分为两类：

单因素设计：指给一种处理因素（如药物），观察处理前后的变化。它便于分析，但花费较大。

多因素设计：指给几种处理因素同时观察，用析因分析法进行设计。它能节省经费和时间。

三、观察指标

设计一些好的观察指标是体现实验的先进性和创新性的重要环节。观察指标是反映实验对象在经过处理前后发生生理或病理变化的标志，它包括计数指标（定性指标）和计量指标（定量指标）、主观指标和客观指标等。指标的选定需符合以下原则：

1. 特异性　指标能特异地反映观察现象的本质，不会与其他现象相混淆，如高血压中的血压（尤其是舒张压）可作为高血压病的特异指标；血气分析中的血氧分压和二氧化碳分压可作为呼吸衰竭的特异指标。

2. 客观性　最好选用各种仪器检测的客观指标，如心电图、脑电图、血气分析、生化检测等。由仪器报告定量的数据，不受主观因素影响。而主观指标（如肝、脾触诊）易受主观因素影响，造成较大误差。

3. 重现性　在相同条件下指标所测的结果可以重现。重现性高的指标一般意味着偏性小，误差小，能较真实地反映实际情况。为提高重现性，需注意仪器的稳定性，减少操作的误差，控制动物的机能状态和实验环境条件。在注意到上述条件的情况下，重现性仍然很小，说明这个指标不稳定，不宜采用。

4. 灵敏性　指标反映处理因素带来的变化的灵敏程度，最好选用灵敏性高的指标，它是由实验方法和仪器的灵敏度共同决定的。如果灵敏性差，对已经发生的变化不能及时检测出，或往往得到假阴性结果，这种指标应该放弃。

第二节　实验设计的三大原则

实现实验设计的科学性，除了对实验对象、处理因素、观察指标作出合理的安排以外，还必须遵循实验设计的三个原则，即对照原则、随机原则、重复原则。

一、对照原则

设置对照是为了使观察指标通过对比发现其特异变化，要具有可比性，在比较的各组之间，除处理因素不同外，其他非处理因素尽量保持相同，从而根据处理与不处理之间的差异，了解处理因素带来的特殊效应。通常实验应当有实验组和对照组。对照组与实验组有同等重要意义。因为在实验中难免有非处理因素干扰造成的误差，如动物个体差异、实验环境的作用等。如果设立一个对照组，应选择同一种属和体重、性别相近的动物，在同一实验环境下进行实验，仅仅是不给特殊的实验处理，由于实验组与对照组的非处理因素处于相同状态，两者对比可消除非处理因素带来的误差。对照有多种形式，可根据实验目的加以选择。

1. 空白对照　亦称正常对照，对照组不加任何处理因素，如观察某降压药的作用时，实验组动物服用降压药，对照组动物不服用药物或服用安慰剂。

2. 自身对照　对照与实验均在同一受试动物身上进行，如用药前、后的对比，先用 A 药后用 B 药的对比，均为自身对照。

3. 相互对照　又称组间对照。不专门设立对照组，而是几个实验组之间相互对照，如用几种药物治疗同一疾病，对比这几种药物的效果，即为相互对照。

4. 标准对照　不设立对照组，实验结果与标准值或正常值进行对比。如果是药物疗效观察，用已知有效的阳性药物作为标准对照组，对新的实验组的药物效应与已知阳性药物作用进行对比。

二、随机原则

随机是指实验对象的实验顺序和分组进行随机处理。随机分配指实验对象分配至各实验组或对照组时，它们的机会是均等的。如果在同一实验中存在数个处理因素（如先后观察数种药物的作用），则各处理因素施加顺序的机会也是均等的。通过随机化，一是尽量使抽取的样本能够代表总体，减少抽样误差；二是使各组样本的条件尽量一致，消除或减小组间人为的误差，从而使处理因素产生的效应更加客观，便于得出正确的实验结果。例如进行一个药物疗效的实验，观察某种新的抗休克药物对失血性休克的治疗效果，实验组和对照组复制同一程度的失血性休克模型，然后给予实验组抗休克新药，对照组给予等量生理盐水。如果动物的分配不是随机进行，把营养状态好和体格健壮的动物均放在实验组，把营养和体格不好的动物放在盐水对照组，最后得到的阳性实验结果并不能真正反映药物的疗效，很可能是动物体格差异所致。

随机化的方法很多，如抽签法、随机数字表法、随机化分组表法等，具体可参阅医学统计。

三、重复原则

重复是保证科学研究结果可靠性的重要措施。由于实验动物的个体差异等原因，一次实验结果往往不够确实可靠，需要多次重复实验方能获得可靠的结果。重复有两个重要的作用：一是可以估计抽样误差的大小，因为抽样误差（即标准误）大小与重复次数成反比。二是可以保证实验的可重复性（即再现性）。实验需重复的次数（即实验样本的大小），对于动物实验而言（指实验动物的数量）取决于实验的性质、内容及实验资料的离散度。

重复性可用统计学中显著性检验的值来衡量其是否满意：

$P \leqslant 0.05$：差异在统计学中有显著意义，不可重现的概率小于或等于5%，重现性好。

$P \leqslant 0.01$：差异在统计学中有非常显著意义，不可重现的概率小于或等于1%，重现性非常好。

重复数（实验例数）应适当，过少固然不行，过多也没有必要，这不仅是浪费，而且要例数多才有显著水平的动物实验反而比例数少就有显著水平的实验重现性差。

第三节 实验设计的基本程序和方法

实验设计是通过学生自行设计实验，了解中医基础课程实验研究的基本过程，使学生具有一定的实验研究能力。它对理解课堂讲授的已知规律，应用已知规律去探讨、开创新的未知世界有重要的作用。因此，完成一个好的实验设计对培养开拓型人才有重要的意义。

一、立题或自由选题

根据学生在各中医基础课程中所学的知识自由选题。选题时注意科学性、先进性、可行性和实用性。

二、实验动物选择和分组

根据与人类病证尽可能相似的原则，选择经济实用的动物。根据研究的目的和处理的方式进行分组：如果是单因素设计，只有一种处理因素而无非处理因素者用完全随机设计分组法；如果有一种处理因素和一种非处理因素，则采用配伍设计分组，如果有一种处理因素和两种非处理因素，则用拉丁方设计；在多因素设计时，即实验安排两种以上处理因素时，则采用析因设计法（详见统计学）。

三、处理因素

包括病证模型复制和实验治疗两部分，注意模型相似性、重复性与实用性原则。须写明动物麻醉、固定、疾病模型复制、给药治疗（时间、剂量、途径）等具体的方法。

四、观察指标

指标测定的具体步骤，包括标本采集（时间、样本量），样本处理，测定方法和使用仪器等。注意指标的特异性、客观性、重现性和灵敏性。

五、数据收集和分析

（一）实验数据的完整性和准确性

数据的完整性是指按照设计要求收集所有的实验数据，另一方面应将所有的实验数据用于分析过程，不得因某些数据与研究者预期的结果有较大差距随意剔除或不引入分析过程。

数据的准确性指实验数据记录应准确无误。一方面，应避免数据收集过程中出现任何过失误差，如点错小数点、抄错数字、弄错度量衡单位、换算错误等等。消除此类误差的办法是：在数据记录过程中，除观测者认真记录外，还应有专门的复核者进行审核，以确保数据的准确。另一方面，应杜绝研究者根据个人意见对数据做的任何篡改和杜撰。

（二）实验数据的度量

1. 定性度量　量的最低级形式是定性度量，指将研究对象按某种属性进行归类记录。

2. 等级度量　量的第二个水平是等级度量，指将研究对象按某种属性的等级进行归类记录。

3. 等差区间度量　量的第三个水平是等差区间度量，它除了具有等级度量的全部特点外，还具有等标度差等量的特性。例如在温度测量方面，39℃与38℃之差和37℃与36℃之差是相同的，均为1℃。对于该度量形式，0只是标尺上一个点而已，并不具有起始的含义或其他特殊含义。

4. 等比例度量　量的最高形式是等比例度量，它除了具有等级度量的全部特点及等标度差等量的特性外，还具有等标度比等量的特性。例如，在体重测量方面，100kg与50kg之差和75kg与25kg之差是相同的，均为50kg。与此同时我们还可以说100kg比50kg重1倍。但相比较而言，如果说等差区间度量中20℃比10℃热1倍就令人难以接受了。该度量形式的另一个特性是，0为一个特殊的数值，意味着无，意味着起始点（如0kg），而等差区间度量中0则无此特性。

第四节 中医基础课程实验报告的撰写

中医基础课程实验，不论是自行操作的项目还是示教项目，均要求每位学生写出自己的实验报告或实验科技论文。书写实验报告应按规定使用统一的实验报告用纸和规范的撰写格式。实验报告应按照指导老师的要求，按时送交指导老师评阅，并作为平时成绩的依据。

一、实验报告的内容和项目要求

（一）一般情况

包括实验人员的姓名、年级、班次、组别，实验的日期，实验室内的温度和湿度。

（二）实验题目

实验题目即每次的实验名称。

（三）实验目的

要求尽可能简洁、明了。

（四）实验对象

若是动物，则要求写明实验动物的种族、性别、体重、名称。

二、实验的方法和步骤

如果实验指导有详细介绍，只需简明、扼要、清晰、条框式写明主要实验方法、实验技术、实验技术路线（实验步骤），以及详细观察指标的内容和实验数据的采集方法。

三、实验结果

实验结果应是实验过程中所观察的真实记录（原始材料），不应该是按主观想象或过后的回忆去描述，否则容易发生错误或遗漏，使结果失去可靠性。

一般可用下列表达方法：

（一）叙述法

对于不便用图形及表格显示的结果，可用语言描述。但要注意语言的精炼和层次，注意使用规范的名词和概念。

（二）表格法

对于计量或计数性资料可以用列表的方式显示。对于原始图形的测量结果也可用表格法显示。表格法反映实验结果清晰明确，能较为清晰地反映观察内容，有利于相互对比，同时可以显示初步统计分析的结果。

（三）简图法

将实验结果用柱图、拼图、折线图或逻辑流程图等方式表示。所表示的内容可以是原始结果，也可以是经分析、统计或转换的数据。简图法可比表格法更直观地显示实验结果。

（四）波形法

波形法指实验中描记的波形或曲线（如呼吸、血压、肌肉收缩曲线）经过剪贴编辑，加上标注、说明，可直接贴在实验报告上，以显示实验结果。图形法较为直观清楚，能够客观地反映实验结果。

四、实验结果分析与讨论

这是实验报告中的核心部分，反映学生的独立思考和独立工作的能力。因此，在撰写实验报告时，应严肃认真，独立完成。

实验结果的分析推理要有依据，实事求是，符合逻辑，提出自己的见解和认识，如通过实验提出进一步研究的依据和必要性，而不是用现成的理论对实验结果做一般的解释，禁止盲目地抄袭书本或别人的实验报告。如果在实验中出现非预期结果，应分析其可能的原因。

五、结论

实验结论是在分析实验结果的基础上得出概括性判断，或理论上简明总结，应简单扼要、切合实际，并与实验目的相呼应。

第二章　中医基础课程动物
实验的基本技术

第一节　中医基础课程实验动物

一、实验动物选择原则

中医基础课程实验研究采用何种动物，是决定研究成功与否的一个重要问题。一般应针对实验目的，根据各种实验动物的特点以及复制动物疾病模型的经验，逐一考虑下述一系列问题：所要求的病证模型能否复制成功，成功率大小，采用的方法和所观察指标是否简单易行，实验结果稳定一致的程度如何，动物是否便于管理，所获得的实验结果和人的临床情况相比相似性的大小，需耗费的人力、物力、财力等。只有对这些因素进行综合考虑，比较以后，才能确定采用何种动物较为合适。在教学上，不但要考虑以上这些问题，还应考虑教学效果，才能满足实验的目的和要求。

在选用实验动物时，尽可能选择其结构、功能和代谢特点接近于人类的动物。不同种属的动物对于同一致病刺激物和病因的反应也不同。例如，过敏反应或变态反应的研究宜选用豚鼠。因为豚鼠易于致敏。动物对致敏物质的反应程度的强弱大致为：豚鼠＞家兔＞犬＞小鼠＞猫＞青蛙。因家兔体温变化灵敏，故常用于发热、热原检定、解热药和过热的实验。犬、大鼠、家兔常用于高血压的研究。肿瘤研究则大量采用小鼠和大鼠。研究主动脉神经的作用时，常选用家兔，因为该神经在家兔颈部有很长一段自成一束（又称减压神经）。又如妊娠试验常用雄蛙以便于观察激素的排精作用。

二、常用实验动物

中医基础课程实验常用的动物有：犬、家兔、豚鼠、大鼠、小鼠、猫、猴和猪等，它们和人一样，都属于哺乳类动物，它们的生理特性和人接近。

（一）犬

犬能用于复制许多病理过程和疾病，如水肿、炎症、电解质紊乱、酸碱平衡障碍、缺氧、休克、DIC、心律失常、肺动脉高压、肝淤血、实验性腹水和肾性高血压等。

（二）家兔

家兔品种很多，目前我国实验用的家兔主要有以下三种：①中国本兔：又称白家兔，毛色多为纯白，红眼睛，是我国长期培育的一种品种，成年兔体重1.5~3.5kg。②青紫兰兔（金基拉兔）：毛色银灰色，成年兔体重2.5~3.5kg。③大耳白兔（日本大耳白）：毛色纯白，红眼睛，两耳长大，血管清晰，便于静脉注射和采血，成年兔体重4~6kg。

家兔能用于复制许多病理过程和疾病，如水肿、炎症、电解质紊乱、酸碱平衡紊乱、失血性休克、DIC、肺癌、动脉粥样硬化、高脂血症、心律失常、慢性肺心病、慢性肺动脉高压、肺水肿、肝炎、胆管炎、阻塞性黄疸、肾性高血压、肾小球肾炎、急性肾功能衰竭等。

（三）小鼠

小鼠能用于复制许多病理过程和疾病，如水肿、炎症、缺氧、多种癌、肉瘤、白血病、多种传染病、慢性气管炎、心室纤颤等。

（四）大鼠

大鼠能用于复制许多病理过程和疾病，如水肿、炎症、缺氧、休克、DIC、胆固醇肉芽肿、心肌梗死、肝炎、肾性高血压、各种肿瘤等。

（五）蟾蜍和青蛙

蟾蜍和青蛙是医学上常用的动物之一，有时也用于病理生理学实验。蛙类的心脏在离体情况下，能有节奏地搏动很久，因此常用它研究心脏的生理功能和致病因素对心脏的直接作用等。蛙类的腓肠肌和坐骨神经，可用来观察外周神经的生理功能、有害因子对周围神经肌肉或神经肌肉接头的作用。蛙的腹直肌可用于胆碱能物质生物测定，肠系膜和舌可用来观察炎症微循环变化等。

（六）猫

猫属于哺乳纲、食肉目，猫科。猫的血压比较稳定，用于观察药物对血压的影响比家兔更为合适。猫也用于心血管药和镇咳药的实验。猫对神经-肌肉接头阻断剂的反应性与人类最接近，是研究新肌肉松弛药的常用动物。猫和家兔头部表面与脑的各部分有比较固定的对应关系，可在脑内插电极来观察脑电活动，但猫脑比家兔脑约大1倍，故更为合适。另外，猫对强心苷较为敏感，是研究强心苷的常用动物。

（七）豚鼠

豚鼠又名天竺鼠、荷兰猪，属哺乳纲、啮齿目，豚鼠科，性情温顺。因其对组胺敏感，并易于致敏，故常用于抗过敏药如平喘药和抗组胺药的实验。又因它对结核菌敏感，故也常用于抗结核病药的治疗研究。也常用于离体心房、心脏实验和钾代谢障碍、酸碱平衡紊乱的研究。

第二节　实验动物的编号、捉拿和固定方法

一、实验动物的编号

实验时，为了分组和辨别的方便，常需事先将实验动物进行编号。常用的标记法有颜料涂染法、针刺法、烙印法、号牌法等。

（一）颜料涂染法

这种标记方法用于白色皮毛的动物，在实验室最常使用，也方便。常用的涂染药品及使用浓度见表 2 - 1。

表 2 - 1　常用颜色及涂染药品浓度

颜色	药品浓度
红色	0.5% 中性红或品红溶液
黄色	3% ~ 5% 苦味酸溶液
黑色	煤焦油的酒精溶液
咖啡色	2% 硝酸银溶液

标记时蘸取溶液，在动物身体不同部位涂上斑点，以示不同号码。以小鼠为例，介绍两种常用编号方式：

1. "先左后右，先上后下"　如图 2 - 1 所示，用单一颜色可标记 1 ~ 10 号，若用两种颜色的染液配合使用，其中一种颜色代表个位数，另一种代表十位数，可编到 99 号。

2. "个位在右，十位在左"　如图 2 - 2 所示，小鼠右侧涂色标示个位数，左侧涂色标记为十位数，这种方法可用单一颜色编到 99 号，大于 100 可采用两种颜色。这种方法对于实验周期短的实验动物较合适，时间长了需补涂染料；对于哺乳期的子畜也不适合，因母畜容易咬死子畜或把染料舔掉。

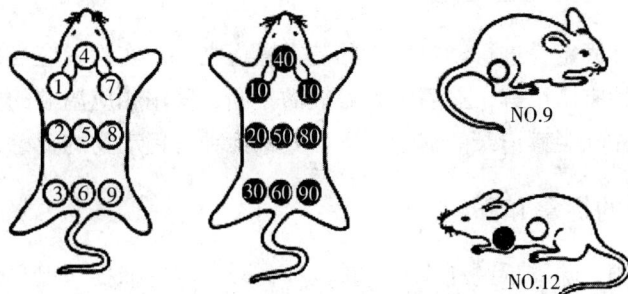

图 2 - 1　先左后右，先上后下标记法

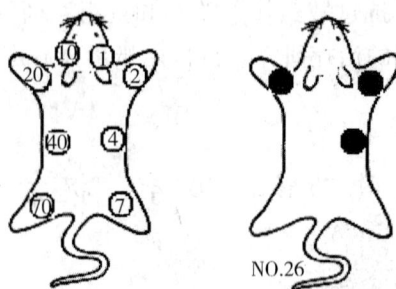

图 2-2 个位在左，十位在右标记法

（二）烙印法

用刺数钳（又称耳号钳）在动物耳上刺上号码，然后用棉签蘸着溶在酒精或食醋中的黑墨在刺号上涂抹，烙印前最好对烙印部位预先用酒精消毒。该法适用于耳朵较大的动物。

（三）针刺法

用 7 号或 8 号针头蘸少量碳素墨水，在耳部、前后肢及尾部等部位刺入皮下，在受刺部位留一黑色标记。该法适用于大、小鼠，豚鼠等。在实验动物数量少的情况下，也可用于家兔、犬等动物。

（四）号牌法

用金属制的牌号固定于实验动物耳上。大动物可将号码烙压在圆形金属牌上（最好用铝或不锈钢的，它可长期使用不生锈），或将号码按实验分组编号烙在拴动物颈部的皮带上，将此颈圈固定在动物颈部。该法适用于犬等大型动物。

（五）剪毛法

该法适用于大、中型动物，如犬、家兔等。方法是用剪毛刀在动物一侧或背部剪出号码。此法编号清楚可靠，但只适于短期观察。

二、动物的捉拿和固定方法

动物的捉拿和固定是进行动物实验的基本操作之一，实验者应当娴熟掌握。首先应对动物的一般习性有所了解，然后依其习性的不同，采用相应温顺的方法，迅速将其固定在便于实验操作和观察记录的体位。下面介绍几种常用动物的捉拿和固定方法：

（一）家兔的捉拿和固定

家兔习性温顺，除脚爪锐利应避免被其抓伤外，较易捕捉。捉拿时切忌以手抓提兔耳、拖拉四肢或提拿腰背部。正确的常用方法是用右手抓住其项背部皮毛，轻提动物，再以左手托住其臀部，使兔的体重主要落在左手掌心（图2－3）。

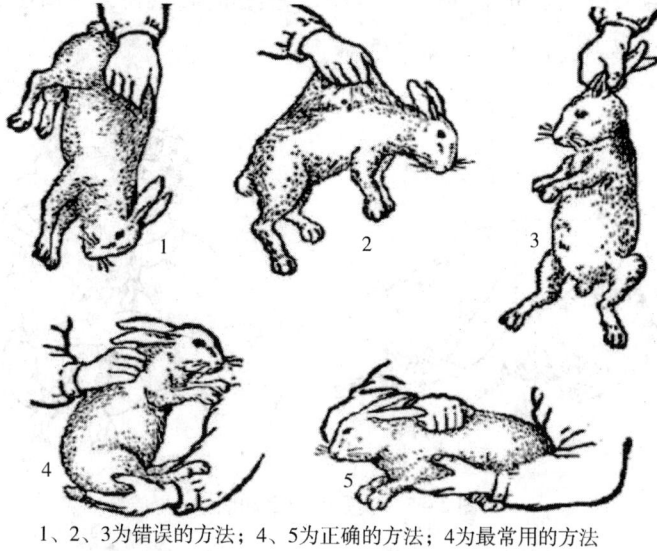

1、2、3为错误的方法；4、5为正确的方法；4为最常用的方法

图2－3　家兔捉拿

家兔的固定，依不同的实验需要，常用兔盒固定或兔台固定：

1. 兔盒固定　用于耳血管注射、取血或观察耳部血管的变化等。此时可将家兔置于木制或铁皮制的兔固定盒内。

2. 兔台固定　在需要观察血压、呼吸和进行颈、胸、腹部手术时，应将家兔以仰卧位固定于兔手术台上。固定方法是，先以四条1cm宽的布带做成活的圈套，分别套在家兔的四肢腕或踝关节上方，抽紧布带的长头，将兔仰卧位放在兔台上，再将头部用兔头固定套固定，然后将两前肢放平直，把两前肢的系带从背部交叉穿过，使对侧的布带压住本侧的前肢，将四肢分别系在兔台的木桩上（图2－4）。

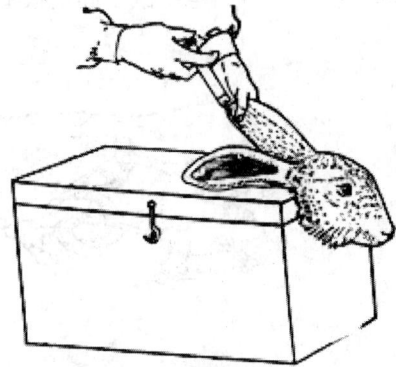

（1）兔盒固定

（二）大鼠的捉拿和固定

大鼠牙齿锋利，要提防被其咬伤。从鼠笼内捉拿时右手最好戴手套，捉住其尾巴，提出置于实验台上，以左手拇指和食指、中指抓住两耳后项背部皮肤，将鼠固定在左手掌中，右手进行操作。也可伸开左手之虎口，敏捷地从背

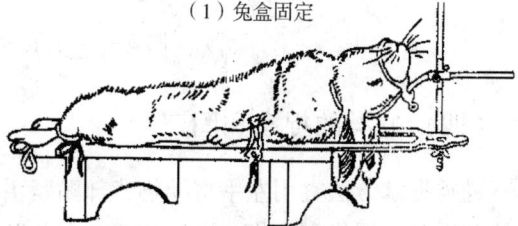

（2）兔台固定

图2－4　家兔固定

部伸向前方，拇指压住大鼠的右前肢，食指与其他手指夹住左前肢，一把抓住，右手托住其臀部，即可轻轻提起、固定（图2-5）。如操作时间较长，可参照家兔固定方法将其固定在大鼠固定板上。

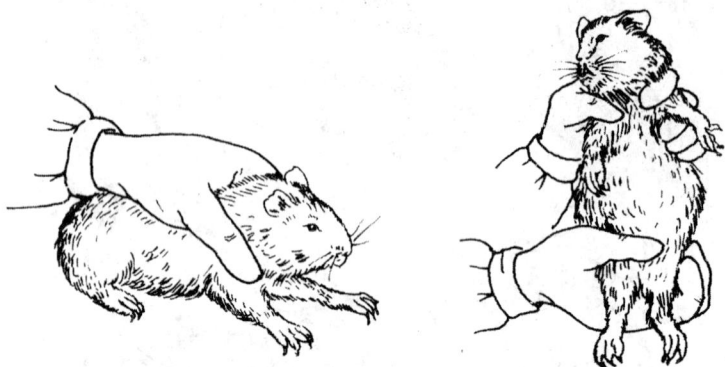

图2-5　大鼠的捉拿和固定

（三）小鼠的捉拿和固定

小鼠较大鼠温和，虽也要提防被其咬伤手指，但无须戴手套捕捉。可先用右手抓住鼠尾提起，置于鼠笼或实验台上，用左手的拇指和食指抓住小鼠两耳后项背部皮肤，将鼠体置于左手心中，拉直后肢，以无名指及小指按住鼠尾部即可。有经验者可直接用左手小指钩起鼠尾，迅速以拇指和食指、中指捏住其耳后项背部皮肤亦可（图2-6）。如操作时间较长，也可固定小鼠于固定板上。

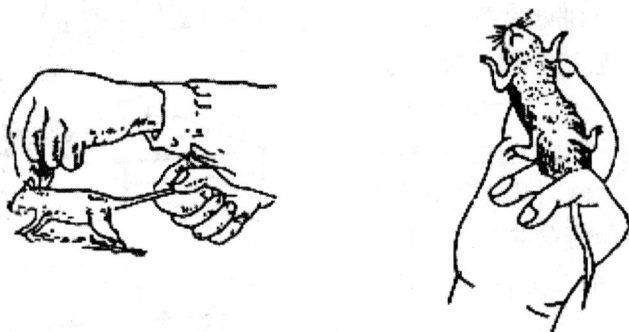

图2-6　小鼠的捉拿和固定

（四）蛙类的捉拿和固定

蛙类捉拿方法宜用左手将动物背部贴紧手掌固定，以中指、无名指、小指压住其左腹侧和后肢，拇指和食指分别压住左、右前肢，右手进行操作。在捉拿蟾蜍时，注意勿挤压其两侧耳部突起之毒腺，以免毒液射到眼中（图2-7）。实验如需长时间观察，可破坏其脑脊髓（观察神经系统反应时不应破坏脑脊髓）或麻醉后用大头针固定在蛙板上。依实验需要采取俯卧位或仰卧位固定。

（五）豚鼠的捉拿和固定

豚鼠性情温顺，不咬人，用左手抓住其头、颈及背部皮肤拿起即可。

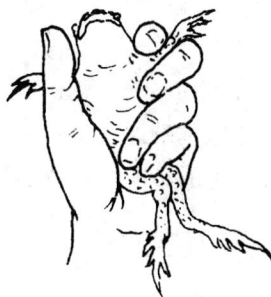

三、动物被毛的去除方法

动物的被毛常常能影响实验操作和结果的观察，因此实验中常需去除或剪短动物的被毛。

图 2-7　蛙类的捉拿和固定

（一）剪毛

固定动物后，用粗剪刀剪去所需部位的被毛。剪毛时需注意以下几点：①把剪刀贴紧皮肤剪，不可用手提起被毛，以免剪破皮肤。②依次剪毛，不要乱剪。③剪下的毛集中放在一个容器内，勿遗留在手术野和兔台周围，以保证手术野的清洁和防止注射器等夹毛。

（二）拔毛

家兔耳缘静脉注射或取血时以及给大、小鼠做尾静脉注射时，需用拇指、食指将局部被毛拔去，以利操作。

（三）脱毛

脱毛系指用化学药品脱去动物的被毛，适用于无菌手术野的准备以及观察动物局部皮肤血液循环和病理变化。

常用脱毛剂的配方：

1. 硫化钠 3g，肥皂粉 1g，淀粉 7g，加水适量调成糊状。
2. 硫化钠 8g，淀粉 7g，糖 4g，甘油 5g，硼砂 1g，加水 75ml。
3. 硫化钠 8g，溶于 100ml 水中。
4. 硫化钠 10g，生石灰 15g，溶于 100ml 水内。

1、2、3 脱毛剂配方适用于家兔、大鼠、小鼠等小动物的脱毛；4 配方适用于犬等大动物的脱毛。

使用以上各种脱毛剂，都应事先剪短被毛，以节省脱毛剂，并减少对皮肤的刺激反应。应用时用棉球蘸上脱毛剂，在所需局部涂一薄层，2~3 分钟后，用温水洗去脱落的被毛，以纱布擦干局部，涂一层油脂即可。

（四）剃毛

用于大动物的慢性实验。

第三节　实验动物的给药方法

中医基础课程实验中，常要把药物投入到动物体内以观察其对脏腑功能、代谢、形态和行为的影响。动物的给药途径和方法多种多样，现择其常用者简介如下：

一、注射给药

（一）皮下注射

注射时以左手拇指和食指提起皮肤，将连有 5.5 号针头的注射器刺入皮下。

（二）皮内注射

皮内注射时需将注射的局部脱去被毛，消毒后，用左手拇指和食指按住皮肤并使之绷紧，在两指之间，用结核菌素注射器连 5.5 号针头，将针头先刺入皮内，然后使针头向上挑起并再稍刺入，即可注射药液，此时可见皮肤表面鼓起一白色小皮丘。

（三）肌肉注射

肌肉注射应选肌肉发达的部位，一般多选臀部。注射时一次迅速刺入肌肉，回抽针栓如无回血，即可进行注射。

（四）腹腔注射

用大、小鼠做实验时，以左手抓住动物，使腹部向上，右手将注射针头于左（或右）下腹部刺入皮肤，并以45°角穿过腹肌，固定针头，缓缓注入药液（图3-8），为避免伤及内脏，可使动物处于头低位，使内脏移向上腹。若实验动物为家兔，进针部位为下腹部的腹白线旁开1cm处。

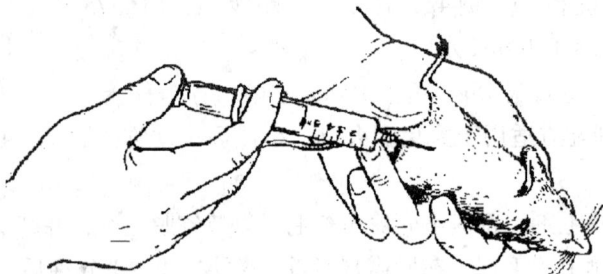

图2-8　腹腔注射

（五）静脉注射

1. 家兔　家兔耳部血管分布见图2-9。家兔耳中央为动脉，内外缘为静脉。内缘静脉深不易固定，故不用；外缘静脉表浅易固定，常用于静脉注射。先拔去注射部位的被毛，用手指弹动或轻抚兔耳，使静脉充盈，左手食指和中指夹住静脉的近端，拇指绷紧静脉的远端，无名指及小指垫在下面，右手持注射器连 6 号针头尽量从静脉的远端刺入，移动拇指于针头上以固定外头，放开食指和中指，将药注入，然后拔出针头用手指压迫针眼片刻。

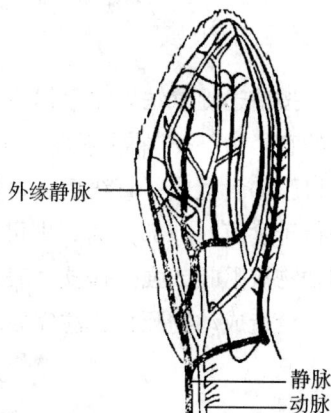

2. 小鼠和大鼠　一般采用尾静脉注射，鼠尾静脉有三根，左右两侧及背侧各一根，左右两侧尾静脉比较容易固定，多采用，背侧一根也可采用，但位置容易移动。操作时先将动物固定在鼠筒内或扣在烧杯中，使尾巴露出，尾部用 45℃ ~ 50℃ 的温水浸润半分钟或用酒精擦拭使血管扩张，并可使表皮角质软化。以左手拇指和食指捏住鼠尾两侧，使静脉充盈，用中指从下面托起尾巴，以无名指和中指夹住尾巴的末梢，右手持注射器连 5 号针头，使针头与静脉平行（小于 30°），从尾 1/4 处（距尾尖 2 ~ 3cm）进针，此处皮薄易于刺入，先缓注少量药液，如无阻力，表示针头已进入静脉，可继续注入。注射完毕后把尾部向注射侧弯曲以止血。如需反复注射，应尽可能从末端开始，以后向尾根部方向移动注射。

图 2 - 9　家兔耳部血管分布

外缘静脉

静脉
动脉

3. 犬　犬静脉注射多选前肢内侧皮下静脉或后肢小隐静脉注射。注射前由助手将动物侧卧，剪去注射部位的被毛，用胶皮带扎紧（或用手抓紧）静脉近端，使血管充盈，从静脉的远端将注射针头平行刺入血管，待有回血后，松开绑带（或两手），缓缓注入药液。

4. 蛙（或蟾蜍）　将蛙或蟾蜍脑脊髓破坏后，仰卧固定于蛙板上，沿腹中线稍左剪开腹肌，可见到腹静脉贴着腹壁肌肉下行，将注射针头沿血管平行方向刺入即可。

二、经口给药

在急性动物实验中，经口给药多用灌胃法，此法剂量准确，适用于小鼠、大鼠、家兔等动物。

（一）家兔

家兔灌胃器系用导尿管配以一个木制张口器。灌胃时需两人协作进行，一人取坐位，将兔体夹于两腿之间，左手紧握双耳，固定头部，右手抓住前肢，另一人将张口器横贯于兔口中，并使兔舌压在张口器之下，再把导尿管往张口器中部之小孔缓慢沿上腭插入食道 16 ~ 20cm。导尿管插好后，将其外口放入含清水的烧杯内，如有气泡出现，表明导尿管插入了气管，应拔出重插，如无气泡出现表明导尿管在胃内，即可将药液注入胃内，并再注入少量空气，使管内的药液充分进入胃内，一次最大投药量为 3ml（图 2 - 10）。

（二）小鼠

按前述捉拿法以左手捏住动物，使腹部朝上，右手持灌胃器（由 2ml 注射器连接钝化的直径为 1mm 的注射器针头构成），先从右口角处插入口腔，以灌胃器轻压其头部，使口腔和食道成一直线后，再把灌胃器沿上腭徐徐送入食道，在稍有抵抗感觉（此处为平行于食道的肺部）时，即可注入药液（图 2 - 11）。如注射顺利表示针头已进入胃内，如动物有呕吐或强烈挣扎，表示针头未进入胃内必须拔出重插，否则如将药液误注入肺脏，会造成动物死亡；注完后轻轻抽出灌胃器。一次最大投药量为 1ml。

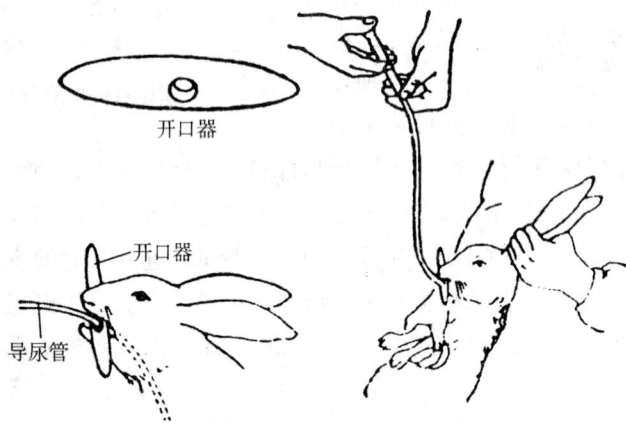

图 2 - 10　家兔灌胃给药　　　　　　　　图 2 - 11　小鼠灌胃给药

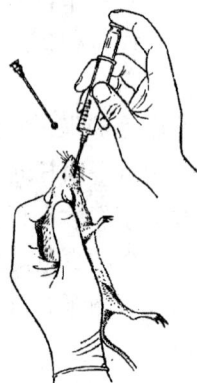

（三）大鼠

大鼠的灌胃操作基本上与小鼠相同，但有几点区别：

1. 灌胃器由 5～10ml 注射器连接钝化的直径为 1.2mm 的注射器针头构成。
2. 大鼠灌胃有时需两人配合操作。
3. 一次最大投药量为 2ml。

附：给药剂量

早在 19 世纪末，生理学家就发现虽然不同种类的动物每千克体重单位时间内的散热量相差悬殊，但都折算成每平方米体表面积的散热量，则基本一致。例如马、猪、犬、大鼠和人的每平方米体表面积每 24 小时的散热量都在 1000 千卡左右。药理学家研究药物在体内的作用时则习惯于以 mg/kg 或 g/kg 等方式来计算药物的剂量。这种办法用于同种动物的不同个体时，问题似乎不大；但用于不同种类动物时，常常会出现严重偏小或偏大，以致无法完成实验。1958 年，Pinkle 报告 6 - MP 等抗肿瘤药物在小鼠、大鼠、犬和人身上的治疗剂量，按 mg/kg 计算时差距甚大，但如改为按 mg/m^2（m^2 为每平方米体表面积）计算，就都非常接近。此后，按体表面积计算剂量的概念逐渐为药理学家接受，被认为尤其适用于不同动物之间剂量的换算。

人或动物之间药物剂量的换算：为使用方便，可按"mg/kg 折算 mg/m² 的转换因子"进行换算（表 2 – 2）：

表 2 – 2　不同种类动物间剂量换算时的常用数据

动物	Meeh – Rubner 公式的 K 值	mg/kg 折算 mg/m² 转换因子	与小鼠转换因子的比值
小鼠	9.1	3	1 (20g)
大鼠	9.1	6	2 (200g)
仓鼠	9	4.1	1.37
豚鼠	9.8	8	2.67 (400g)
家兔	10.1	12	4 (2kg)
猫	9.9	14	4.67 (2.5kg)
犬	11.2	19	8 (10kg)
猴	11.8	12	4 (3kg)
人	10.6	36	12 (50kg)

例：某利尿药给大鼠灌胃的有效剂量为 250mg/kg，试计算给犬灌胃的试用剂量是多少？

查表得：大鼠转换因子为 6，犬的转换因子为 19，按下式计算：

由小动物剂量（如大鼠）换算大动物（如犬）剂量：

犬的试用剂量（mg/kg）＝大鼠剂量（mg/kg）×（大鼠的转换因子/犬的转换因子）
＝250 ×（6/19）＝85（mg/kg）

由大动物剂量（如犬）换算小动物（如大鼠）剂量：

大鼠的试用剂量（mg/kg）＝犬剂量（mg/kg）×（犬的转换因子/大鼠的转换因子）
＝85 ×（19/6）＝250（mg/kg）

由上表可见，按 mg/kg 剂量折算成等效剂量，人为小鼠的 1/12，大鼠的 1/6，家兔、猴的 1/3，犬的 1/2（表 2 – 3）。

表 2 – 3　人与不同种类动物之间用药等效剂量的关系

1. 根据人的剂量求其他动物的等效剂量

人	猴	犬	家兔	豚鼠	大鼠	小鼠
1	3	2	3	4.5	6	12

2. 根据猴的剂量求其他动物或人的等效剂量

猴	犬	家兔	豚鼠	大鼠	小鼠	人
1	0.63	1	1.5	2	4	0.33

3. 根据犬的剂量求其他动物和人的等效剂量

犬	家兔	豚鼠	大鼠	小鼠	人	猴
1	1.58	2.38	3	6	0.5	1.58

续表

4. 根据家兔的剂量求其他动物和人的等效剂量

家兔	豚鼠	大鼠	小鼠	人	猴	犬
1	1.5	2	4	0.33	1	0.63

5. 根据豚鼠的剂量求其他动物和人的等效剂量

豚鼠	大鼠	小鼠	人	猴	犬	家兔
1	1.33	2.67	0.22	0.67	0.42	0.67

6. 根据大鼠的剂量求其他动物和人的等效剂量

大鼠	小鼠	人	猴	犬	家兔	豚鼠
1	2	0.17	0.5	0.32	0.5	0.75

7. 根据小鼠的剂量求其他动物或人的等效剂量

小鼠	人	猴	犬	家兔	豚鼠	大鼠
12	1	3	1.89	3	4.5	6

第四节　实验动物的麻醉

一、常用的麻醉药物

（一）氨基甲酸乙酯（乌拉坦）

是最常用的麻醉药之一。氨基甲酸乙酯药效迅速，麻醉过程平稳，对呼吸无明显影响，持续时间较长（4～5小时）。无烦躁、呕吐、呼吸道分泌等现象，各种动物均可使用。本药易溶于水，使用时配制成10%～25%的溶液，静脉给药。

（二）乙醚

是一种挥发性麻醉药，经呼吸道给药，常用于需要动物苏醒快的实验项目，吸入后15～20分钟开始发挥作用。乙醚常用口罩法给药，给动物戴上用金属网特制的麻醉罩，外敷数层纱布，将药物滴于纱布上，吸入麻醉，常用于大动物，如犬等。另一种方法是将动物置于玻璃罩内，将浸有乙醚的棉球放入罩内，这种方法常用于小动物，如大鼠、小鼠等。

（三）氯醛糖

此药溶解度低，常配成1%氯醛糖水溶液，用前须加温助溶，但加热温度不宜过高，以免降低药效。本药的安全度大，能导致持久的浅麻醉。由于氯醛糖对神经系统抑制程度较轻，且有不刺激呼吸道分泌等优点，常用于神经系统实验，如诱发电位等。

（四）戊巴比妥钠

该药药效快，持续时间约 1~2 小时，动物实验中较为常用，常配制成 1%~5% 的水溶液，由静脉或腹腔给药。配制方法是取 3~5g 戊巴比妥钠，加入 95% 的乙醇 10ml，稍加温助溶后，再加入 0.9% NaCl 溶液至 100ml。

（五）其他

较小动物做离体实验时，如摘取心脏、肝脏或肾脏等，可采用木槌击头，使动物昏迷，此法常用于猫、家兔、鼠类，而对于蛙类常采取破坏中枢神经系统法。

二、麻醉方法

麻醉可分全身麻醉和局部麻醉两大类：

（一）全身麻醉

全身麻醉又分注射麻醉和吸入麻醉两种，其中以注射麻醉应用最多。

1. 注射麻醉　注射麻醉多采用静脉注射和腹腔注射给药。腹腔注射麻醉，操作简便易行，但作用发生慢，兴奋现象明显，麻醉深度不易控制，有时可能将药液误注入肠腔或膀胱。静脉注射麻醉作用发生快，没有明显的兴奋期，几乎立即生效。静脉麻醉时，常先缓慢注射麻醉药总量的 3/4，如此时瞳孔缩小到原有的 1/4、肌肉松弛、呼吸减慢、角膜反射迟钝，表明药物已经足量。如剂量不足时，则停 1 分钟后每 20 秒注射少量，至总量注完为止。如还不能麻醉，5 分钟后再补加注射少量药液，达麻醉深度满意为止。在手术过程中，如动物苏醒，需要继续麻醉时，可再静脉缓慢注入原剂量的 1/4~1/2，以维持麻醉（表 2-4）。

表 2-4　常用麻醉药物的用法及剂量

药物	动物	给药途径	剂量（mg/kg）	作用时间
戊巴比妥钠	犬、家兔	静脉	30	2~4 小时，中途加 1/5 量可维持 1 小时，麻醉力强，易抑制呼吸
		腹腔	40~50	
	大、小鼠	腹腔	40~50	
氯醛糖	家兔	静脉	80~100	3~4 小时
	大鼠	腹腔	50	
乌拉坦	家兔	静脉	750~1000	2~4 小时，毒性小，适用于小动物的麻醉
	大、小鼠	皮下或肌肉	800~1000	
	蛙	淋巴囊注射	20%~25% 0.1ml/100mg	
	蟾蜍	淋巴囊注射	10% 1ml/100mg	

2. 吸入麻醉　用犬做实验时，有时由于动物性劣、凶猛，此时常用乙醚做开放性吸入（即将乙醚滴于口罩上吸入）使之产生浅麻醉，以后再行静脉或腹腔注射非挥发

性麻醉药使动物达到理想的麻醉深度。因此,吸入麻醉常作为诱导麻醉用,而较少单独应用。

(二) 局部麻醉

常以 1% 盐酸普鲁卡因溶液,在局部做皮下浸润麻醉,注射量按所需麻醉范围而定。

三、动物麻醉效果的观察

在不同的动物,采用不同麻醉药和麻醉方法,使动物进入麻醉状态的速度和方式不同,如静脉麻醉比腹腔麻醉快,有些药经过一段兴奋期后才进入麻醉状态等。但常有以下共同麻醉体征:

1. 皮肤夹捏反应消失。
2. 头颈及四肢肌肉松弛。
3. 呼吸深慢而平稳。
4. 角膜反射消失及瞳孔缩小。

一旦发现这些活动明显减弱或消失,则立即减慢给药速度或立即停止给药。

四、麻醉意外的处理

(一) 麻醉过浅

麻醉过浅动物会出现挣扎、尖叫、呼吸急促、血压不稳等表现,需要及时补充麻醉药,一般补充总麻醉剂量的 1/5,并密切观察麻醉的基本体征。

(二) 麻醉过深

如动物出现全身皮肤青紫、呼吸慢而不规则,或呼吸停止、血压下降、心跳微弱或停止,则要立即抢救:

1. 立即停止给药。
2. 实施人工呼吸或吸氧。
3. 人工胸外按摩心脏。
4. 静脉注射温热的 50% 葡萄糖溶液。
5. 心跳停止时用 1:10000 肾上腺素心内注射。
6. 人工呼吸无效时,注射苏醒剂,如咖啡因 1mg/kg,可拉明 2～5mg/kg,山梗菜碱 0.3～1mg/kg,等等。

第五节　实验动物的取血方法

一、小鼠和大鼠的采血法

（一）尾尖取血

多在不麻醉条件下进行。将鼠装入固定盒内，露出尾部，用45℃～50℃温水浸泡或用二甲苯擦拭鼠尾使血管扩张，然后剪去尾尖（因尾尖部有静脉丛，故不可剪去太多），血液即自行流出，必要时用手轻轻从尾根部向尾尖部挤几下取血。如需反复采血，每次剪去很小一段鼠尾，取血后用棉球压迫止血，并用6%液体火棉胶涂于伤口外，保护伤口。也可采用交替切割静脉取血，每次以锋利刀片切破一根静脉（图2-12）。

（二）球后静脉丛取血

此法适用于小动物采血，穿刺的部位是眼球和眼眶后界之间的球后静脉丛。用一根长约15cm的细玻璃管一端烧制拉成为直径1～1.5mm的毛细吸管，用前将毛细吸管浸入1%肝素溶液，取出干燥后待用。

左手捏住动物两耳间的头皮轻轻向下压迫颈部两侧，以阻断静脉回流，使眼球外突。右手持毛细吸管，从内眦部插入，使毛细吸管与眶壁平行地向喉头方向推进，深约4～5mm，即到达球后静脉丛，血液自行流入管内（图2-13）。小鼠一次可采血0.2ml，大鼠一次可采血0.5ml，需要时可连续采血多次。

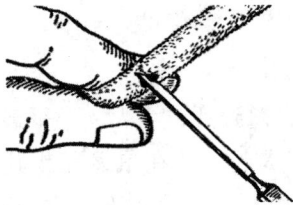

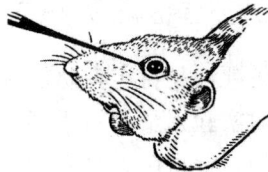

图2-12　尾尖取血　　　　　　图2-13　球后静脉丛取血

二、家兔的采血法

（一）心脏取血

将家兔仰卧固定，在第三肋间胸骨左缘3mm处把注射针垂直刺入心脏，血液随即进入针管。心脏取血的注意事项有：

1. 动作宜迅速，以缩短在心脏内的留针时间和防止血液凝固。

2. 如针头已进入心脏但抽不出血时，应将针头稍微后退一点。

3. 在胸腔内针头不应左右摆动，以防伤及心、肺。一次可取血 20～25ml。

（二）耳缘静脉取血

操作同家兔耳缘静脉注射法，待耳缘静脉充血后，用连有 5 号针头的注射器在耳缘静脉末梢端刺破血管，待血液漏出取血或将针头逆血流方向刺入耳缘静脉取血，取血完毕用棉球压迫止血。

（三）股静脉、颈静脉取血

取血前先做股静脉和颈静脉暴露分离手术。做股静脉取血时，将连有 6 号针头的注射器从股静脉下端向心方向刺入血管；做颈外静脉取血时，将连有 6 号针头的注射器从颈外静脉近心端（距颈静脉分支 2～3cm 处）向头侧端刺入血管，徐徐抽动针栓即可。取血完毕用棉球压迫止血。一次可取血 10ml 以上。

第六节　实验动物的处死方法

一、犬、家兔、豚鼠的处死方法

放血处死法适用于各种实验动物。具体做法是将实验动物的股动脉、颈动脉、腹主动脉剪断或剪破，或刺穿实验动物的心脏放血，导致急性大出血、休克、死亡。犬、猴等大动物应在轻度麻醉状态下，在股三角做横切口，将股动脉、股静脉全部暴露并切断，让血液流出，使实验动物急性大出血死亡。操作时用自来水不断冲洗切口及血液，既可保持血液畅流无阻，又可保持操作台清洁。

二、大鼠和小鼠的处死方法

颈椎脱臼处死法是将实验动物的颈椎脱臼，断离脊髓致死，为大、小鼠最常用的处死方法。操作时实验人员用右手抓住鼠尾根部并将其提起，放在鼠笼盖或其他粗糙面上，用左手拇指、食指用力向下按压鼠头及颈部，右手抓住鼠尾根部用力拉向后上方，造成颈椎脱臼，脊髓与脑干断离，实验动物立即死亡。

三、蛙类的处死方法

常用金属探针插入枕骨大孔，破坏脑脊髓的方法处死。将蛙用湿布包住，露出头部，左手执蛙，并用食指按压其头部前端，拇指按压背部，使头前俯；右手持探针由凹陷处垂直刺入，刺破皮肤即入枕骨大孔。这时将探针尖端转向头方，向前深入颅腔，然后向各方搅动，以捣毁脑组织。再把探针由枕骨大孔刺入并转向尾方，刺入椎管，以破坏脊髓。脑和脊髓是否完全破坏，可检查动物四肢肌肉的紧张性是否完全消失。拔出探针后，用一小干棉球将针孔堵住，以防止出血。操作过程中要防止毒腺分泌物射入操作者眼内。如被射入时，则需立即用生理盐水冲洗眼睛。

第七节 急性动物实验中常用的手术方法

机能学教学实验，以急性动物实验为主，常以血压、呼吸等为指标，以静脉注射、放血等为实验方法，需要暴露气管、颈总动脉、颈外静脉、股动脉、股静脉，并做相应的插管，以及分离迷走神经、减压神经及股神经等。因此，手术主要在颈部及股部进行。

一、家兔、犬颈部手术

颈部手术的目的在于暴露气管、颈部血管并做相应的插管以及分离神经等。颈部手术成败的关键在于熟悉动物颈部及手术要领，防止损伤血管和神经。现以家兔为例，说明如下：

1. 家兔背位固定于兔台上，颈部剪毛。

2. 动物麻醉：一般做局部浸润麻醉，在颈部正中线皮下注入1%普鲁卡因；亦可选用20%乌拉坦做全身麻醉（剂量请参看表2-4）。

3. 气管、颈部血管、神经分离术（图2-14）

（1）气管暴露术：用手术刀沿颈部正中线从甲状软骨处向下至靠近胸骨上缘做一切口（家兔的长约4~6cm，犬的长约10cm）；因兔颈部皮肤较松弛，亦可用手术剪沿正中线剪开。

切开皮肤后，以气管为标志从正中线用止血钳钝性分离颈部正中的肌群和筋膜即可暴露气管，分离食道与气管，在气管下穿过一条粗线备用。

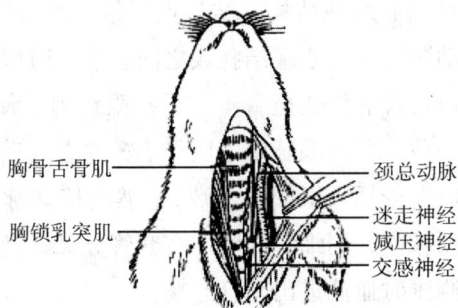

胸骨舌骨肌 ———— 颈总动脉
迷走神经
胸锁乳突肌 ———— 减压神经
交感神经

图2-14 家兔颈部血管、神经解剖示意图

（2）颈总动脉分离术：正中切开皮肤及皮下筋膜，暴露肌肉。将肌肉层与皮下组织分开。此时清楚可见在颈正中部位有两层肌肉。一层与气管平行，覆于气管上，为胸骨舌骨肌。其上又有一层肌肉呈V字形走行向左右两侧分开，此层为胸锁乳突肌。用镊子轻轻夹住一侧的胸锁乳突肌，用止血钳在两层肌肉的交接处（即V形沟内）将它分开（注意，切勿在肌肉中分，以防出血）。在沟底部即可见到有搏动的颈总动脉鞘。用眼科镊子（或纹式止血钳）细心剥开鞘膜，避开鞘膜内神经，分离出长3~4cm的颈总

动脉，在其下穿两根线备用。

颈动脉窦分离术：在剥离两侧颈总动脉基础上，继续小心地沿两侧上方深处剥离，颈总动脉分叉处膨大部分，即为颈动脉窦。剥离时勿损伤附近的血管、神经。

（3）颈部迷走、交感、减压神经分离术：于家兔颈部，在找到颈动脉鞘后，将颈总动脉附近的结缔组织薄膜镊住，并轻拉向外侧使薄膜张开，即可见薄膜上数条神经。根据各条神经的形态、位置和走向等特点来辨认，迷走神经最粗，外观最白，位于颈总动脉外侧，易于识别。交感神经比迷走神经细，位于颈总动脉的内侧，呈浅灰色；减压神经细如头发，位于迷走神经和交感神经之间，在家兔为一独立的神经，沿交感神经外侧后走行。但在人、犬此神经并不单独走行，而是走行于迷走、交感干或迷走神经中。将神经细心分离出 2～3cm 长即可。

（4）颈外静脉暴露术：颈外静脉浅，位于颈部皮下，其属支为外腭静脉和内腭静脉，颈部正中切口后，用手指从皮肤外将一侧组织顶起，在胸锁乳突肌外缘，即可见很粗而明显的颈外静脉。仔细分离长 3～4cm 的颈外静脉。

4. 气管及颈部血管插管术：在前述分离术的基础上，按需要选做下列插管术：

（1）气管插管术：暴露气管后在气管中段、甲状软骨下 0.5cm 处横向切下气管前壁，再向头端做一小纵切口，使切口呈倒"T"形。用镊子夹住 T 形切口的一角，将适当口径的气管套管由切口向心端插入气管腔内，用粗线扎紧后，再将结扎线固定于"Y"形气管插管分叉处，以防气管套管脱出。

（2）颈总动脉插管术：颈总动脉主要用于测量颈动脉压。为此，在插管前需使动物肝素化，并将口径适宜的充满抗凝液体（也可用生理盐水）的动脉套管（也可用塑料管）准备好，将颈总动脉离心端处结扎（结扎点尽量向离心端），近心端用动脉夹夹住，另一线打一活扣置于动脉夹与离心端结扎线之间。插管时以左手拇指及中指拉住离心端的结扎线头，食指从血管背后轻扶血管；右手持眼科剪，使其与血管呈 45°角，在紧靠离心端结扎线处向心一剪，剪开动脉壁之周径 1/3 左右（若重复数剪易造成切线不齐，当插管时因动脉内膜内卷或插入层间而失败），然后持动脉套管，以其尖端斜面与动脉平行地向心方向插入动脉内，用细线扎紧并在套管分叉处做结扎固定。最后将动脉套管做适当固定，以保证测压时血液进出套管通畅。

（3）颈外静脉插管术：颈外静脉可用于注射、输液和中心静脉压之测量，现将用于中心静脉压测量的插管进行简单介绍。

在插管前先将家兔肝素化，并将连接静脉压检压计的细塑料管导管充盈含肝素之生理盐水。在导管上做一长 5～8cm 的记号。导管准备好后，先将静脉远心端结扎，靠近结扎点的向心端做一剪口，将导管插入剪口，然后一边拉结扎线头使颈外静脉与颈矢状面、冠状面各呈 45°角，一边轻柔地向向心端缓慢插入，遇有阻抗即退回改变角度重插，切不可硬插（易捅破静脉进入胸腔），一般达导管上记号为止，此时可达右心房入口处。若导管插管成功，则可见静脉压检压计水面或浮漂于中心静脉压数值附近随呼吸而上下波动。

二、家兔、犬股部手术

股部手术的目的在于分离股神经，股动、静脉及进行股动、静脉插管，以备放血、输血、输液、注射药物等。犬、家兔等动物手术方法基本相同。现以家兔为例将其基本步骤介绍如下：

1. 家兔背位固定于兔台上，腹股沟部剪毛。

2. 用手指触摸股动脉搏动，辨明动脉走向，在该处局麻并做方向一致长 4～5cm 的切口。用止血钳小心分离肌肉及深部筋膜，便清楚地暴露出股三角区。股三角区上界为鼠蹊韧带，内界为缝匠肌，外界为内收长肌。股动脉及神经即由此三角区通过。股神经位于外侧，股静脉位于内侧，股动脉位于中间偏后（图 2－15）。

3. 用止血钳细心将股神经首先分出，然后分离股动、静脉间的结缔组织，清楚地暴露股静脉，如做插管可分离出一段静脉（2～2.5cm），穿两根细线备用。再仔细分离

图 2－15　家兔股动、静脉及神经示意图

股动脉，将股动脉与其背部的组织分离开，长 2～2.5cm，切勿伤及股动脉分支。动脉下方穿两根细线备用。

4. 在动物行肝素化后做股动、静脉插管。犬血管粗大，插管较易。家兔血管细，插管较难，因此要细致耐心和掌握要领。

（1）股动脉插管术：于股动脉近心端用动脉夹夹住，远心端用细线结扎，牵引此线在贴近远心端结扎处剪开血管向心插入动脉套针或塑料管，结扎固定后供放血或注射用。

（2）股静脉插管术：股静脉插管术除不需用动脉夹外，基本与股动脉插管相同。但因静脉于远心端结扎后静脉塌陷呈细线状，较难插管，因此可试用静脉充盈插管法：在股静脉近心端用血管夹夹住（也可用线提起），活动肢体使股静脉充盈；股静脉远心端结扎线打一活扣，待手术者剪口插入套针后，再由助手迅速结扎紧。

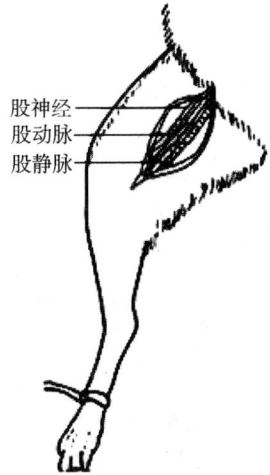

三、内脏大神经分离术

1. 家兔内脏大神经分离术　家兔麻醉固定，沿腹部正中线做 6～10cm 切口，并逐层切开腹壁肌肉和腹膜。用温生理盐水纱布推腹腔脏器于一侧，暴露肾上腺，细心分离肾上腺周围脂肪组织。沿肾上腺斜外上方向，即可见一根乳白色神经，向下方通向肾上腺，并在通向肾上腺前形成两根分支，分支交叉处略膨大，此即为副肾神经节。分离清楚后，在神经下引线（不结扎）备用。

2. 犬内脏大神经分离术　同上法，暴露肾上腺。分离左侧内脏大神经时，向上方寻找半月交感神经节和内脏神经主干，用玻璃棒剥离盖在内脏大神经上的壁层腹膜，即可分离出内脏大神经。

内脏大神经分离手术中要充分麻醉，防止反射性呼吸、心跳停止。

第三章　中医基础理论实验

实验一　肺主呼吸与尿量的关系

【实验目的】

1. 掌握肺气的宣降运动与肺主通调水道功能的关系。
2. 掌握肺主呼吸功能与尿量之间的关系。
3. 通过减少肺的通气量，观察对尿量的影响。

【实验原理】

中医认为，肺具有主呼吸的功能，而此功能的实现完全依赖于肺气的宣降运动。肺气通过向上向外的宣发运动呼出体内的浊气，通过向下向内的肃降运动吸入自然界的清气，故呼吸运动的正常与否依赖于肺气的宣降运动，而肺的呼吸异常也可影响肺气的宣降运动。肺还具有推动运行水液的功能，称为肺主通调水道，此功能的实现也依赖于肺气的推动。肺气通过宣发运动，布散水液之清上至头面，外至肌表，代谢后的水液以汗液的形式排出体外。肺气通过肃降运动，通降水液之浊至机体下部的脏腑，代谢后以尿液的形式排出体外。故肺气呼吸运动可影响尿液的量。若肺气失于宣发，则水液不能及时布散于外，可致肌肤水肿、汗少等病变，治疗宜宣肺利水；若肺气失于肃降，则水液不能下达于肾，导致全身水肿、尿量减少，甚至无尿，治疗宜降肺利水。近年来，现代医学也十分重视各器官之间的相互关系和影响。临床发现，患有肺部疾病的患者，常伴有水肿发生，因此对肺与肾在机体水液代谢过程中的相互关系也进行了大量的研究。

【实验对象】

家兔2kg左右。

【实验材料】

哺乳动物手术器械，兔解剖台，兔"Y"形气管插管，膀胱插管，眼科剪，注射器（5ml、20ml）及针头，量筒，马利氏气鼓，记纹鼓及描记装置，记滴装置，丝线，橡皮管，棉花，纱布。

20%乌拉坦溶液，生理盐水。

【实验方法】

1. 用20%乌拉坦溶液麻醉兔：用5ml注射器按1g/kg剂量取乌拉坦缓慢注入家兔耳缘静脉，麻醉后固定于兔解剖台上，并剪去颈部、腹部手术部位的毛。

2. 在甲状软骨到胸骨间沿颈部正中切开皮肤5～7cm，用止血钳钝性分离气管，穿线，在甲状软骨环下做"⊥"形切口，一手将线提起，一手将气管插管送入，用线固定。

3. 气管插管的一边与一短橡皮管相接，另一边通过一橡皮管与马利氏气鼓、描记装置相连。

4. 在耻骨联合上方，沿正中线做一3～5cm切口，再沿腹白线剪开腹壁和腹膜，注意勿损伤腹腔脏器。将膀胱底部牵拉至切口外，在膀胱下方穿一线，然后在膀胱底部做一小切口（应避开血管），插入膀胱插管，结扎（注意切勿将输尿管一起扎住）。然后通过小塑料管与记滴装置相连。

5. 先观察记录10分钟呼吸，以尿量曲线作为对照。

6. 用食指堵塞或用止血钳钳夹气管插管开口端的短橡皮管，减少肺通气量，再观察记录10分钟呼吸、尿量曲线。

7. 恢复正常肺通气量，再次观察呼吸、尿量的变化，并做对照分析。

【实验结果】

观察家兔在正常肺通气量和减少肺通气量情况下，呼吸、尿量曲线的变化。

【注意事项】

1. 在做膀胱插管时，应注意避免伤及腹腔内脏器。

2. 手术过程应尽量减少出血，手术后可用温热（38℃）生理盐水纱布覆盖创面。

3. 做膀胱插管观察时，应注意尽量避免受膀胱内压和膀胱收缩的影响。

4. 在实验过程中如无尿，可以在观察前后三次尿量时，经耳缘静脉各注射生理盐水（37℃左右）10ml。

【讨论】

1. 尿量的改变还可以与哪些脏腑有关？

2. 根据实验结果，临床治疗尿少应如何从肺论治？

实验二 肝主疏泄与胆汁的关系

【实验目的】

1. 掌握肝主疏泄功能与情志的关系。
2. 了解肝气郁结证模型的制备。
3. 观察肝失疏泄大鼠的表现。
4. 观察肝失疏泄及疏肝药物香附对胆汁的分泌与排泄的影响。

【实验原理】

肝胆为一对表里脏腑，其生理和病理关系密切相关。肝脏具有主疏泄的生理功能，通过肝气的升发运动可疏通调节全身气机，则全身气血运行、情志反应、津液输布、脏腑组织功能活动均处于正常状态。肝主疏泄功能可调畅情志，肝主疏泄，气血平和，则精神愉快，情志舒畅；若肝失疏泄，精神情志可出现异常变化。若肝气疏泄不及，肝气郁结，常表现为精神抑郁；若肝气疏泄太过，肝气上逆，常表现为急躁易怒。而情志刺激，又可损伤肝脏，导致肝主疏泄功能失常。暴怒可导致肝气上逆，郁怒可导致肝气郁结。肝气疏泄功能还可影响到胆汁的生成和排泄。肝主疏泄正常，肝之余气泄于胆，生成胆汁并储存于胆；肝主疏泄又可调节胆的气机，促进胆汁的排泄。若肝气疏泄太过或不及，均可影响胆汁的分泌和排泄。现代医学认为胆汁是由肝细胞分泌产生的，储存于胆囊，在饮食刺激下周期性进入十二指肠以助消化。

【实验对象】

300g 雄性大鼠 3 只。

【实验材料】

电脉冲刺激仪 1 台，纱布，手术刀 1 把，镊子（小）1 只，眼科剪 1 把，止血钳 3 把，1ml 注射器 1 付，5ml 注射器 1 付，5 号针头 1 枚，8 号针头 1 枚，塑料管 3 只（直径 1mm），动物固定板 3 块，天平 1 台，试管 3 只。

25% 乌拉坦溶液，生理盐水，1∶1 香附水煎液。

【实验方法】

1. 肝失疏泄模型制备：首先用苦味酸为大鼠 1～3 编号。1 号大鼠正常饲养，2 号大鼠以电击、噪音、夹尾刺激 3 周制备肝气上逆证模型，3 号大鼠以慢性束缚应激法（用纱布捆绑大鼠前足与对侧后足，妨碍其自由活动，以稍微能活动、取食为宜）3 周制备肝气郁结模型。观察记录大鼠的行为及表情。

2. 取实验动物，称重后分别麻醉。用 1ml 注射器按 2ml/kg 取 25% 乌拉坦溶液进行腹腔麻醉。麻醉后将动物仰卧固定于固定板上。

3. 在剑突下正中做一 2～3cm 切口，沿腹白线打开腹腔，以无齿镊提出胃，沿胃拉出十二指肠，再到胆总管，稍做分离后，在胆管中段用眼科剪刀剪一小口，然后插入细塑料管，引流胆汁。待胆汁流出稳定（约 10 分钟）后，以刻度试管收集 1 小时胆汁，以 1ml 针管抽出胆汁，记录流出量。

4. 在 1、2、3 号大鼠的十二指肠注射香附水煎液（1ml/100g），然后各再收集 1 小时胆汁。

5. 将同一鼠处理前后胆汁流出量作比较，两鼠之间胆汁流出量作比较，并讨论分析。

【实验结果】

见下表。

动物	用药前胆汁量	用药后胆汁量
正常鼠		
肝气上逆模型鼠		
肝气郁结模型鼠		

【注意事项】

1. 麻醉适度，勿过浅或过深。

2. 尽量减少手术出血。

3. 牵拉胃肠时要轻，注意保护内脏。

4. 实验过程中，动物注意保温，特别是开腹后更应注意。

【讨论】

1. 中医认为肝主疏泄促进胆汁的分泌与排泄的机理如何？

2. 临床肝脏病患者可导致胆的何种病变？应如何调理？

实验三　气与机体抵抗力的关系

【实验目的】

1. 掌握气在人体的各种生理作用。

2. 掌握小鼠灌胃方法。

3. 了解大黄灌胃致气虚模型的制备及其机理。

4. 观察小鼠在气虚和气旺状态下，对缺氧的抵抗能力。

【实验原理】

气是构成人体和维持人体生命活动的最基本物质，气具有很强的活力，是激发和调控人体生命活动的动力。气在人体具有推动、温煦、防御、固摄、中介等作用。人体之气充足，则脏腑功能旺盛，机体生命和抵抗力增强；若人体气虚，则脏腑功能低下，机体抵抗力减弱，抵御病邪的能力下降，不但邪气容易侵犯导致疾病发生，并且患病后也难以痊愈。脾、肺、肾等脏的功能失调，可致气的生成减少；过度的体力劳动、大汗、大下等可致气耗损过多等原因均可引起气虚，导致机体抵抗力下降。大汗和大下，可伤津耗气。大黄为苦寒泻下药，苦寒可损伤脾胃，泻下可伤津耗气，故过服大黄可导致气虚。人参为补气药，可增强机体的抵抗力，现代药理证实人参或其提取物，可显著提高动物耐缺氧的能力，使耗氧速度减慢，存活时间延长。

【实验对象】

18～22g 正常小鼠 15 只（雄性）。

【实验材料】

天平称 1 台，秒表 1 只，注射器（1ml）3 付，6 号注射针头 3 只，125 广口瓶 15 只，125 广口瓶橡皮塞 15 只，纱布若干，钠石灰 50g。

1.25∶1 大黄水煎剂，1∶1 生晒参水提液，生理盐水。

【实验方法】

1. 将小鼠分为正常组、气虚模型组和人参组，每组 5 只，做好标记。气虚模型组以大黄煎剂 0.4ml/10g 灌胃，每天 1 次，连续 10 天。正常组和人参组以同等生理盐水灌胃。

2. 将生晒参 1∶1 浓度水煎至所需量，冷却待用。

3. 称取钠石灰 0.5g 15 份，分别包于纱布内，置于每个广口瓶中。

4. 将人参组小鼠注入生晒参水提液（以 0.08ml/10g 的剂量注入腹腔中）；正常组和气虚模型组注入同等的生理盐水。

5. 注射半小时后，将小鼠分别放入广口瓶中，迅速用橡皮塞塞紧瓶口，同时按下秒表。

6. 仔细观察小鼠窒息致死的时间，并记录备案。

【实验结果】

见下表。

动物	窒息致死时间					平均窒息致死时间
正常组						
气虚组						
人参组						

【注意事项】

1. 掌握正确的灌胃方法，不可用力太猛，以免刺破食道，造成死亡。
2. 掌握注射剂量。
3. 药后必达 30 分钟后方可置于瓶中。
4. 腹腔药物注射时，应浅刺，不能刺入肝脏等脏器，以免损伤内脏致死，影响结果。

【讨论】

气虚模型还可以通过哪些途径制备？

实验四   "气能摄血"实验

【实验目的】

1. 掌握气的固摄作用。
2. 学习出血时间测定法和凝血时间测定法。
3. 观察补气药人参对生理情况下和病理情况下小鼠出凝血时间的影响。

【实验原理】

气是构成人体和维持人体生命活动的最基本物质，气具有推动、固摄等生理作用。血为运行在脉内具有营养作用的液态物质，其在脉内循环无止的运行需要气的作用，首先血液运行的动力来自于气的推动作用，若气虚或气滞，则推动力减弱，可致血液运行不畅，甚至停滞，形成血瘀的病理状态；其次，血液在脉内运行而不溢于脉外，还需要气的固摄作用，即气可防止出血，若气虚无力摄血，可导致出血。现代药理研究证实，人参或人参皂甙具有抑制血小板聚集的作用。

【实验对象】

18～22g 小鼠（雄性）10 只。

【实验材料】

灌胃器 2 只，秒表 1 只，玻片 2 块，天平 1 台，OT 注射器 2 付，手术剪 1 把，6 号注射针头 2 只，滤纸若干，棉花若干。

1∶1 生晒参浸煎液，肝素 2ml，生理盐水。

【实验方法】

1. 将小鼠随机分为两组，每组 5 只，做好标记编号。

2. 实验组和对照组均在小鼠尾巴远端 1/3 处取血，测定出凝血时间：

（1）出血时间测定法：用手术剪将小鼠尾巴远端 1/3 处剪断，让血液自然流出，自血液流出时开始计时，每隔半分钟用干燥滤纸自创口处吸干流出的血液（注意滤纸不要接触创面），直至血液停止。将滤纸上的血迹之和除以"2"即为出血时间。

（2）凝血时间测定法：用干燥棉球轻轻拭去第一滴血，以清洁干燥的载玻片接取继续流出的血液一大滴，直径为 5~10mm，并立即开始计时。于 2 分钟后，每隔半分钟用干燥针头挑动血液一次，至见到纤维蛋白丝为止。自血液流出至出现纤维蛋白丝的时间即为凝血时间。

3. 实验组以 1：1 人参液 0.1ml/10g 灌入，每天 1 次，连续 3 天。对照组以等量的生理盐水灌胃。

4. 第三天下午两组小鼠均在尾巴 1/2 处取血，测定出凝血时间。

5. 第四天腹腔注射肝素（按 3μ/g 给药）。

6. 半小时后在小鼠尾巴近体 1/3 处取血，测定出凝血时间。

【实验结果】

见下表。

动物	出血时间					平均出血时间
正常组						
人参组						

动物	凝血时间					平均凝血时间
正常组						
人参组						

【注意事项】

1. 取血部位应先从尾巴远端开始，由远而近。

2. 针尖挑血应向同一方向直挑，不可多个方向挑动或挑动次数过多，以免造成纤维蛋白网状结构破坏，造成不凝血的假象。

【讨论】

1. 中医认为"气的固摄作用"还可以体现在哪些方面？

2. 气的固摄作用失常临床可出现哪些症状？

实验五　温度对血液运行的影响

【实验目的】

1. 掌握血液运行与温度的关系。
2. 掌握显微镜下动态血流观察方法。
3. 观察血液在寒热环境下的运行状态。

【实验原理】

血液是机体内运行于血管中具有濡养作用的红色液体。其在体内的正常运行需要气的推动作用、津液的滑利作用，同时还与温度具有密切的关系。中医认为不同的温度可影响血液的运行，"血得温则行，得寒则凝"，因为温热之气具有急迫之性，可加速血液运行，甚至导致出血，寒凉之气具有收引、凝滞之性，可使血管收缩、血液凝滞而阻碍血液的运行。

【实验对象】

大蟾蜍1只。

【实验材料】

有孔蛙板1只，剪刀1把，探针1根，镊子1把，光学显微镜1架，任氏液1瓶，大头针若干，标记笔1支，冰箱1台，水浴恒温箱1只。

【实验方法】

1. 记录室温。用探针毁坏蟾蜍的脊髓及脑，使之四肢瘫软，然后用剪刀剪开蛙侧腹，将肠系膜用大头针固定在蛙板上，放置于显微镜下。

2. 在5~10分钟内，找到一根易于分辨的（最好有分枝）的微血管，用标记笔在载物台上做好标记，以便寻找。仔细观察这根血管的血流流速，在纸上描绘其形态，制定其流速等级（参见流速等级标准），记录观察时间后，将蛙板放入0℃以下的冰箱冷冻室中。

3. 30分钟后取出蛙板，立即将其放到显微镜下，依照记号迅速找到原先的血管，观察血流流速的变化，判定流速等级，记录时间。

4. 5分钟后，将蛙板放入温度为45℃的水浴恒温箱内架上，10分钟后取出蛙板迅速将其放到显微镜下，观察同一血管血流流速的变化，判定流速等级，记录时间。

5. 记录上述结果并逐项分析其原因。

流速等级标准：①线流：血流快，呈光滑的索条状，毫无颗粒，形如塑料带。②线粒流：血流呈光滑的索条状，稍有颗粒感，形如绸带。③粒线流：血流较快，连续成线，有明显颗粒感，形如布带。④粒流：血流较慢，轴流，线流混杂如泥沙流，形如麻带。⑤粒缓流：血流呈泥沙状，连续缓慢流动。⑥粒摆流：血流呈泥沙状，前后摆动似能向前流动。⑦停滞：血流停滞不动。

【实验结果】

见下表。

状态	温度	流速等级	时间
室温下			
冷冻室			
水浴箱			

【注意事项】

1. 手术和肠系膜牵拉过程中应防止出血。
2. 实验过程中应保持肠系膜湿润，防止干燥。

【讨论】

1. 血液运行与寒热温度的关系如何？机理如何？
2. 中医认为血液的正常运行还与哪些因素有关？

实验六　热邪与寒邪致病的实验观察

【实验目的】

1. 掌握热邪的性质和致病特点。
2. 掌握寒邪的性质和致病特点。
3. 观察热邪和寒邪致病后机体出现的症状和特点。

【实验原理】

寒热本为自然界的气温变化所致，正常情况下，机体具有适应能力，能适应其变化而不发病。但是剧烈的寒热之气若超过机体的适应能力，就可导致疾病的发生，此时的寒热之气就称为寒热邪气。热邪为阳邪，具有炎热、燔灼、急迫之性，可导致发热、肌肤红赤、汗出乏力，甚至惊厥等。寒邪为阴邪，具有寒凉、凝滞、收引之性，可导致恶寒蜷卧、肌肤苍白、皮肤筋脉收引、关节运动不利。

【实验对象】

雄性小鼠4只。

【实验材料】

天平 1 台，酒精灯 1 只，广口瓶（带有两孔的胶塞）4 个，500ml 烧杯 2 个，温度计（-20℃~100℃）2 支，三角支架 1 个，石棉网 1 个，体温计 2 只，镊子 1 把，白瓷板 1 块，火柴，食盐，冰块，酒精。

【实验方法】

1. 热邪致病 ①称取体重相近的雄性小鼠 2 只，测体温后分别放入两个广口瓶中，一广口瓶中小鼠为实验用，另一广口瓶中小鼠为对照观察。②将存有 150ml 水的大烧杯置于三角支架上。③将实验用的广口瓶置于上述烧杯中，然后用酒精灯慢火加温，控制火焰，使瓶中温度保持在 35℃~40℃之间，随着温度的不断升高，观察小鼠有何异常表现，待小鼠出现热汗、四肢无力、惊厥等症状时，从广口瓶中取出，再测体温，观察小鼠的精神、黏膜色彩、被毛、汗液、四肢等，并与对照组小鼠进行比较。

2. 寒邪致病 ①称取体重相近的雄性小鼠 2 只，测体温后分别放入两个广口瓶中，一广口瓶中小鼠为实验用，另一广口瓶中小鼠为对照观察。②将食盐与冰块按 1∶2 重量比混匀放入 500ml 烧杯中，然后将广口瓶放入上述烧杯中。随着环境温度的逐渐降低，观察小鼠有何异常表现，待小鼠出现末梢皮肤黏膜变得苍白、皮紧毛乍、肢体僵硬时，从广口瓶中取出，再测体温，放于白瓷板上观察行走步态等，并与对照组小鼠进行比较。

【实验结果】

见下表。

组别		温度	精神	黏膜色彩	被毛	汗液	四肢
实验鼠	实验前						
	实验后						
对照鼠							

【注意事项】

实验过程中应控制好温度，防止动物死亡。

【讨论】

1. 寒邪与热邪致病所呈现的症状如何与邪气的致病特点相对应？
2. 寒邪与热邪致病机理如何？

实验七 偏嗜肥甘厚味对机体的影响

【实验目的】

1. 观察过食肥甘厚味对机体的影响。
2. 掌握大鼠腹主动脉采血方法。
3. 解释其发生的中医理论机理。

【实验原理】

饮食是人体维持正常的脏腑机能和生命活动的基本条件，是人体生命活动所需的精微物质的重要来源。但是饮食要有节制，否则就会导致人体发病，如饥饱失常、饮食不洁、饮食偏嗜，称为饮食失宜，均可成为病因。饮食偏嗜是指特别喜好专食某些食物而导致疾病的发生，有寒热偏嗜、五味偏嗜、种类偏嗜等。过食肥甘厚味，可聚湿生痰、化热，易致肥胖、眩晕、中风、胸痹、消渴等疾病的发生。

【实验对象】

$180 \pm 20g$ 大鼠 10 只（雄性）。

【实验材料】

天平 1 台，注射器 3 支，试管 10 只（5ml），移液枪 1 支，移液枪枪头若干，离心机 1 台，生化分析仪 1 台；10% 水合氯醛。

【实验方法】

1. 高脂饲料配制：由 20% 猪油、4% 白糖、2% 奶粉、2% 胆固醇、72% 普通饲料组成。
2. 动物分组：10 只大鼠随机分成正常组和模型组，每组 5 只。正常组以普通饲料喂养，模型组以高脂饲料喂养，两组均自由饮水，喂养 10 周。
3. 检测试验大鼠体重、食量，观察活动度。
4. 血脂检测：大鼠禁食 12 小时，以 10% 水合氯醛按 0.3ml/100g 腹腔注射麻醉，腹主动脉采血，分离血清，生化分析仪检测血清总胆固醇和甘油三酯。

【实验结果】

见下表。

动物	体重					平均体重
正常组						
模型组						

动物	食量			平均食量
正常组				
模型组				

动物	活动度			
正常组				
模型组				

动物	血清总胆固醇			总胆固醇平均值
正常组				
模型组				

动物	甘油三酯			甘油三酯平均值
正常组				
模型组				

【注意事项】

1. 注意安全，防止咬伤。

2. 腹腔麻醉时，注射器不能过深，防止扎入内脏，药物注射前应先回抽，回抽无血再注入药物。

3. 取血清时，动作应轻缓，只取上清液。

【讨论】

嗜食肥甘厚味对五脏的影响如何？

实验八　体质分类

【实验目的】

1. 掌握中医体质分类。
2. 掌握中医体质判定标准和方法。

【实验原理】

体质是指个体在生命过程中，由先天和后天饮食、环境等因素影响所形成的表现在形态结构、生理机能和心理活动方面综合的相对稳定的特性，是中医对个体差异性的认识。体质在生理上表现为机能、代谢以及对外界刺激反应等方面的个体差异性，在病理上表现为机体对某些致病因素的易感性和某些疾病的易患性，以及某些疾病的证候类型和疾病传变转归中的某种倾向性。体质既具有稳定性，也具有可变性。后天的环境、饮食、年龄、疾病、药物等因素都可影响体质，使其具有可变性。中医体质的分类方法，是以整体观念为指导思想，以阴阳五行学说为思维方法，以藏象及精气血津液理论为理论基础而进行的。现代体质分类多用九分法。总体上可分为平和质和偏颇质。偏颇质又可分为气虚质、阳虚质、阴虚质、痰湿质、湿热质、瘀血质、气郁质、特禀质。鉴于体质与机体生理病理的密切联系，辨清不同体质并且对于偏颇体质给予调理，在中医养生及预防诊治疾病方面具有相当重要的意义。

【实验对象】

人。

【实验材料】

中医体质调查表 1 份，圆珠笔 1 支，计算器 1 个。

【实验方法】

1. 填写《中医体质调查表》：请您根据您近一年的体验和感觉，如实回答以下问题：

（1）您精力充沛吗？
①根本不　　　②有一点　　　③有些　　　④经常　　　⑤非常

（2）您容易疲乏吗？ *
①根本不　　　②有一点　　　③有些　　　④经常　　　⑤非常

（3）您说话声音低弱无力吗？ *
①根本不　　　②有一点　　　③有些　　　④经常　　　⑤非常

（4）您感到闷闷不乐、情绪低沉吗？ *
①根本不　　　②有一点　　　③有些　　　④经常　　　⑤非常

（5）您比一般人耐受不了寒冷（冬天的寒冷，夏天的冷空调、电扇等）吗？ *
①根本不　　　②有一点　　　③有些　　　④经常　　　⑤非常

（6）您能适应外界自然和社会环境的变化吗？
①根本不　　　②有一点　　　③有些　　　④经常　　　⑤非常

（7）您容易失眠吗？ *
①根本不　　　②有一点　　　③有些　　　④经常　　　⑤非常

（8）您容易忘事（健忘）吗？ *
①根本不　　　②有一点　　　③有些　　　④经常　　　⑤非常

（9）您容易气短（呼吸短促，接不上气）吗？
①根本不　　　②有一点　　　③有些　　　④经常　　　⑤非常

（10）您容易心慌吗？

①根本不   ②有一点   ③有些   ④经常   ⑤非常

（11）您容易头晕或站起时眩晕吗？

①根本不   ②有一点   ③有些   ④经常   ⑤非常

（12）您比别人容易患感冒吗？

①根本不   ②有一点   ③有些   ④经常   ⑤非常

（13）您喜欢安静、懒得说话吗？

①根本不   ②有一点   ③有些   ④经常   ⑤非常

（14）您活动量稍大就容易出虚汗吗？

①根本不   ②有一点   ③有些   ④经常   ⑤非常

（15）您手脚发凉吗？

①根本不   ②有一点   ③有些   ④经常   ⑤非常

（16）您胃脘部、背部或腰膝部怕冷吗？

①根本不   ②有一点   ③有些   ④经常   ⑤非常

（17）您感到怕冷、衣服比别人穿得多吗？

①根本不   ②有一点   ③有些   ④经常   ⑤非常

（18）您吃（喝）凉的东西会感到不舒服或者怕吃（喝）凉的东西吗？

①根本不   ②有一点   ③有些   ④经常   ⑤非常

（19）您受凉或吃（喝）凉的东西后，容易腹泻（拉肚子）吗？

①根本不   ②有一点   ③有些   ④经常   ⑤非常

（20）您感到手脚心发热吗？

①根本不   ②有一点   ③有些   ④经常   ⑤非常

（21）您感到身体、脸上发热吗？

①根本不   ②有一点   ③有些   ④经常   ⑤非常

（22）您皮肤或口唇干吗？

①根本不   ②有一点   ③有些   ④经常   ⑤非常

（23）您口唇的颜色比一般人红吗？

①根本不   ②有一点   ③有些   ④经常   ⑤非常

（24）您容易便秘或大便干燥吗？

①根本不   ②有一点   ③有些   ④经常   ⑤非常

（25）您面部两颧潮红或偏红吗？

①根本不   ②有一点   ③有些   ④经常   ⑤非常

（26）您感到眼睛干涩吗？

①根本不   ②有一点   ③有些   ④经常   ⑤非常

（27）您感到口干咽燥、总想喝水吗？

①根本不   ②有一点   ③有些   ④经常   ⑤非常

（28）您感到胸闷或腹部胀满吗？

①根本不 　　　②有一点 　　　③有些 　　　④经常 　　　⑤非常

（29）您感到身体沉重不轻松或不爽快吗？

①根本不 　　　②有一点 　　　③有些 　　　④经常 　　　⑤非常

（30）您腹部肥满松软吗？

①根本不 　　　②有一点 　　　③有些 　　　④经常 　　　⑤非常

（31）您有额头油脂分泌多的现象吗？

①根本不 　　　②有一点 　　　③有些 　　　④经常 　　　⑤非常

（32）您上眼睑比别人肿（上眼睑有轻微隆起的现象）吗？

①根本不 　　　②有一点 　　　③有些 　　　④经常 　　　⑤非常

（33）您嘴里有黏黏的感觉吗？

①根本不 　　　②有一点 　　　③有些 　　　④经常 　　　⑤非常

（34）您平时痰多，特别是感到咽喉部总有痰堵着吗？

①根本不 　　　②有一点 　　　③有些 　　　④经常 　　　⑤非常

（35）您舌苔厚腻或有舌苔厚厚的感觉吗？

①根本不 　　　②有一点 　　　③有些 　　　④经常 　　　⑤非常

（36）您脸上容易生痤疮或皮肤容易生疮疖吗？

①根本不 　　　②有一点 　　　③有些 　　　④经常 　　　⑤非常

（37）您感到口苦或嘴里有异味吗？

①根本不 　　　②有一点 　　　③有些 　　　④经常 　　　⑤非常

（38）您大便黏滞不爽、有解不尽的感觉吗？

①根本不 　　　②有一点 　　　③有些 　　　④经常 　　　⑤非常

（39）您小便时尿道有发热感、尿色浓（深）吗？

①根本不 　　　②有一点 　　　③有些 　　　④经常 　　　⑤非常

（40）您带下色黄（白带颜色发黄）吗？（限女生回答）

①根本不 　　　②有一点 　　　③有些 　　　④经常 　　　⑤非常

（41）您的阴囊潮湿吗？（限男生回答）

①根本不 　　　②有一点 　　　③有些 　　　④经常 　　　⑤非常

（42）您的皮肤在不知不觉中会出现青紫瘀斑（皮下出血）吗？

①根本不 　　　②有一点 　　　③有些 　　　④经常 　　　⑤非常

（43）您的两颧部有细微红丝吗？

①根本不 　　　②有一点 　　　③有些 　　　④经常 　　　⑤非常

（44）您身上有哪里疼痛吗？

①根本不 　　　②有一点 　　　③有些 　　　④经常 　　　⑤非常

（45）您面色晦暗或容易出现黄褐斑吗？

①根本不 　　　②有一点 　　　③有些 　　　④经常 　　　⑤非常

（46）您会出现黑眼圈吗？

①根本不 　　②有一点 　　③有些 　　④经常 　　⑤非常

（47）您口唇颜色偏暗吗？

①根本不 　　②有一点 　　③有些 　　④经常 　　⑤非常

（48）您精神紧张、焦虑不安吗？

①根本不 　　②有一点 　　③有些 　　④经常 　　⑤非常

（49）您多愁善感、感情脆弱吗？

①根本不 　　②有一点 　　③有些 　　④经常 　　⑤非常

（50）您容易感到害怕或惊吓吗？

①根本不 　　②有一点 　　③有些 　　④经常 　　⑤非常

（51）您胁肋部或乳房胀痛吗？

①根本不 　　②有一点 　　③有些 　　④经常 　　⑤非常

（52）您无缘无故叹气吗？

①根本不 　　②有一点 　　③有些 　　④经常 　　⑤非常

（53）您咽喉部有异物感，且吐之不出、咽之不下吗？

①根本不 　　②有一点 　　③有些 　　④经常 　　⑤非常

（54）您没有感冒也会打喷嚏吗？

①根本不 　　②有一点 　　③有些 　　④经常 　　⑤非常

（55）您没有感冒也会鼻塞、流鼻涕吗？

①根本不 　　②有一点 　　③有些 　　④经常 　　⑤非常

（56）您有因季节变化、温度变化或异味等原因而咳喘的现象吗？

①根本不 　　②有一点 　　③有些 　　④经常 　　⑤非常

（57）您容易过敏（药物、食物、气味、花粉、季节交替时、气候变化等）吗？

①根本不 　　②有一点 　　③有些 　　④经常 　　⑤非常

（58）您的皮肤起荨麻疹（风疹块、风团、风疙瘩）吗？

①根本不 　　②有一点 　　③有些 　　④经常 　　⑤非常

（59）您的皮肤因过敏出现过紫癜（紫红色瘀点、瘀斑）吗？

①根本不 　　②有一点 　　③有些 　　④经常 　　⑤非常

（60）您的皮肤一抓就红，并出现抓痕吗？

①根本不 　　②有一点 　　③有些 　　④经常 　　⑤非常

2. 判定中医体质：《中医体质调查表》中的全部问题，每一问题按5级评分（注意：标注＊在平和质类计分时为逆向评分，即①→5、②→4、③→3、④→2、⑤→1；标注＊在其他体质计分时和其余问题均为正向评分，即①→1、②→2、③→3、④→4、⑤→5），计算每位测试者的原始分及转化分，依转化分按标准判定体质类型。

原始分＝各个条目分值相加

转化分数＝［（原始分－条目数）／（条目数×4）］×100

判定标准见下表：

体质类型	条件	判定结果
平和质	转化分≥60 分	是
	其他 8 种体质转化分均 <30 分	
	转化分≥60 分	基本是
	其他 8 种体质转化分均 <40 分	
	不满足上述条件者	否
偏颇体质	转化分≥40 分	是
	转化分 30～39 分	倾向是
	转化分 <30 分	否

《中医体质调查表》中 1～8 题为测试平和质的题目，2、3、9～14 题为测试气虚质的题目，5、12、15～19 题为测试阳虚质的题目，20～27 题为测试阴虚质的题目，28～35 题为测试痰湿质的题目，31、36～41 题为测试湿热质的题目，8、42～47 题为测试血瘀质的题目，4、48～53 题为测试气郁质的题目，54～60 题为测试特禀质的题目。

【实验结果】

判定中医体质。

【注意事项】

1. 注意每位受试者均应回答完《中医体质调查表》中相应的问题后，计算出 9 种不同体质的原始分和转化分，并依据转化分按照判定标准判定其体质类型。

2. 在计算原始分时，注意有逆向计分和正向计分的不同。

【讨论】

1. 不同体质与病因、疾病的关系如何？

2. 根据不同体质，结合中医养生理论，应如何调理偏颇体质。

第四章　中医诊断学实验

实验一　中医望甲与甲襞微循环检测实验研究

【实验目的】

在系统学习了中医爪甲望诊之后，通过本次微观检测，要求学生：

1. 掌握甲襞微循环观测仪的使用方法。
2. 熟悉甲襞微循环检测的指标、方法及正常值。
3. 了解常见爪甲色泽的微循环变化。

【实验原理】

望甲诊病技术简称"甲诊"，是中医望诊的重要内容之一，爪甲的气色形态时刻发生着变化，能动态地反映机体的生理、病理状况。甲襞微循环检测是应用现代显微检测技术观察甲襞微血管状态和血流状态，便于学生了解甲诊的微观指标，深入理解中医甲诊的病理生理基础。

【实验材料】

每 2~3 名学生为 1 组，所需实验材料见下表：

名称	数量
1. 仪器设备	
（1）甲襞微循环观测仪	1 台
（2）轻便荧光光源	1 台
（3）手指固定指槽	1 个
（4）机械秒表	1 块
（5）目镜测微尺（已安装并校正）	1 块

名称	数量
（6）手持式放大镜（×10）	1个
（7）香柏油	1瓶
（8）擦镜纸	每人1张
2. 实验记录	
（1）《中医诊断学实验报告》	每人1份
（2）《爪甲望诊与甲襞微循环检测记录》	每人1份

【实验方法】

1. 实验准备

（1）检测本次实验所需器材是否齐全。

（2）填写《检测记录》中受检者的一般资料及有关病史。

（3）了解受检者近周来体温、服药情况等。

（4）记录室温（宜15℃～25℃之间），必要时用半导体点温计测量甲襞局部温度。

（5）令受检者静坐5～10分钟，并向其说明检查方法，消除紧张情绪，争取配合。

2. 实验操作

（1）中医爪甲望诊：按传统甲诊方法进行，结果填写在《检测记录》中。

（2）甲襞微循环检测：①取下目镜盖，插上适当倍数的目镜（5×）；在载物台上安上手指固定指槽，调节推移器，使手指固定指槽的中心基本对准物镜。②令受检者取坐位，上肢自然放松，在左手无名指甲襞处涂上1滴香柏油，并将该手指置于手指固定指槽上，注意与心脏保持同一水平。③开启光源，呈45°斜射，调节到适当亮度，并调整光源支架，使光斑照射在所检测的甲襞部位。④缓慢转动甲襞微循环观测仪粗调手轮，使焦距对准，视野清晰；再适当调节推移器，让甲襞第一排微血管进入观察视野中央；再略微转动微调手轮，即可看到清晰的甲襞微观视野。⑤根据"甲襞微循环检测指标和方法"，依次逐项检测，并将结果及时填记在《检测记录》的"甲襞微观参数登记表"内。

3. 实验结束

（1）将光源旋至"小"位置，关闭光源，拔下电源的插头。

（2）取下目镜，插上镜筒盖；取下手指固定指槽，将仪器盖好。

（3）完成《检测记录》和《实验报告》，按时交给指导老师。

【实验结果】

中医甲诊意见：＿＿＿＿＿＿＿＿＿＿＿＿＿＿＿＿＿＿＿＿＿＿＿＿

甲襞微循环检测结果：＿＿＿＿＿＿＿＿＿＿＿＿＿＿＿＿＿＿＿＿＿＿

【注意事项】

1. 观察时，光源调整不宜过强，以免刺激眼睛，使血管与底色反差减小，但摄影时光源宜加大。

2. 使用操作仪器切忌过猛，避免手指或香柏油直接接触镜头。

【讨论】

1. 完成本实验有哪些注意事项，为什么？
2. 根据中医望甲的原理，自己设计一项有关望甲的实验。

实验二　舌质望诊与舌尖微循环检测实验研究

【实验目的】

在系统学习中医舌诊理论、微循环理论以后，通过本次微观检测，要求学生：

1. 掌握舌尖微循环观测仪的使用方法。
2. 熟悉舌尖微循环检测的指标、方法及正常值。
3. 了解常见舌质的微循环变化。

【实验原理】

舌象是内脏的一面镜子，望舌可以测知五脏六腑的功能状态。微循环检测技术的发展，使得中医舌诊由宏观观察走向微观领域，从而延伸了舌诊的内涵。运用舌尖微循环检测技术研究舌象，有助于掌握舌象变化的病理生理基础，深刻理解舌象变化的内在规律。

【实验材料】

每 2～3 名学生为 1 组，所需实验材料见下表：

名称	数量
1. 仪器设备	
（1）舌尖微循环观测仪	1 台
（2）轻便荧光光源	1 台
（3）单凹玻片	2 块
（4）机械秒表	1 块
（5）目镜测微尺（已安装并校正）	1 块
（6）手持式放大镜（10×）	1 个
（7）防护玻片	1 块
（8）擦镜纸	每人 1 张
2. 实验记录	
（1）《中医诊断学实验报告》	每人 1 份
（2）《舌质望诊与舌尖微循环检测记录》	每人 1 份

【实验方法】

1. 实验准备

（1）检查本次实验所需器材是否齐全。

（2）填写《检测记录》中受检查的一般资料及有关病史。

（3）了解受检者近周来体温、服药情况，询问口腔、舌部有无溃疡，女性是否月经行经期等。

（4）记录室温（最好在 15℃ ~ 25℃ 之间），必要时用半导体点温计测量舌温。

（5）令受检者静坐 5 ~ 10 分钟，向其说明检查方法，消除紧张情绪，争取配合。

2. 实验操作

（1）中医舌诊：按传统舌诊方法进行，并将舌质、舌苔及舌象诊断填在《检测记录》相应的栏目中。

（2）舌的形态大体观：让受检者面向光亮，正坐张口，自然伸舌，舒展下弯，充分暴露舌体。检查者手持放大镜，依次观察舌尖、舌体、舌侧、舌根、人字界沟、正中沟，重点观察舌尖乳头的分布、颜色、形态，并将所见特征标记在《检测记录》中。

（3）舌尖微循环观察：①取下目镜盖，插上适当倍数的目镜；从舌尖固定架上取下防护玻片，并插入单凹玻片（注意单凹面应朝向受检者）；转动粗调手轮，使微循环观测仪之镜筒向前靠近单凹玻片。②受检者面向仪器坐下，下颌自然托在微循环观测仪的下颌托上；两唇轻闭，轻轻贴着单凹玻片，并伸出舌尖，使舌尖背部轻触单凹玻片中央浅圆凹，接触的压力以形成一面积约为 1.5cm × 2cm 大小的平整观察面为度。③开启电源，调节到适当亮度。④缓缓转动粗调手轮使镜筒退到能见到微血管景象，再略调微调手轮，即可看到清楚的舌微观视野。⑤轻轻移动下颌托手柄，改变视野进行观察，但须再次调节微调手轮。⑥根据"舌尖微循环检测指标和方法"依次逐项检测，将结果及时填记在登记表格内。对其中典型的或疑似的视野图像，可绘出草图或进行显微摄影。

3. 实验结束

（1）将光源旋至"小"位置，关闭光源，拔下电源插头。

（2）取下目镜，插上镜筒盖；取下已使用过的单凹玻片置入清洁剂中，并在舌尖固定架上插入防护玻片。

（3）完成《检测记录》和《实验报告》，按时交给指导老师。

【实验结果】

中医舌诊结果：＿＿＿＿＿＿＿＿＿＿＿＿＿＿＿＿＿＿＿＿＿＿＿＿＿＿＿＿＿

舌尖微循环检测结果：＿＿＿＿＿＿＿＿＿＿＿＿＿＿＿＿＿＿＿＿＿＿＿＿＿

【注意事项】

1. 受检者在检查前 1 小时应避免剧烈活动或体力劳动，不要洗舌及接触刺激性物品，减少局部刺激。

2. 本项检查指标多，须集中精力，严格按照规定程序逐项完成。

【讨论】

查阅文献，阐述舌尖微循环检测技术在中医学中的应用概况。

实验三　中医目诊与眼球结膜微循环检测

【实验目的】

在系统学习了中医望目之后，通过本次微观检测，要求学生：

1. 掌握球结膜微循环观测仪的使用方法。

2. 熟悉球结膜微循环检测的指标、方法及正常值。

3. 了解常见球结膜微循环的变化。

【实验原理】

目为肝之窍，心之使，目为肾精之所藏，为血之宗，五脏六腑之精气皆上注于目，故目与五脏六腑皆有联系。应用现代显微检测技术观察眼球结膜微血管形态和微血管流态，便于学生了解中医目诊的微观指标，深入理解中医目诊的病理生理基础。

【实验材料】

每 2～3 名学生为 1 组，所需实验材料见下表：

名称	数量
1. 仪器设备	
（1）球结膜微循环观测仪	1 台
（2）冷光光源	1 台
（3）下颌托支架	1 个
（4）调光玻片	1 块
（5）比例尺（已安装并校正）	1 个
（6）擦镜纸	每人 1 张
2. 实验记录	
（1）《中医诊断学实验报告》	每人 1 份
（2）《望目与球结膜微循环检测记录》	每人 1 份

【实验方法】

1. 实验准备

（1）检测本次实验所需器材是否齐全。

（2）填写《检测记录》中受检者的一般资料及有关病史。

（3）了解受检者近周来体温、服药情况，观察球结膜、睑结膜有无充血水肿等。

（4）记录室温（宜15℃~25℃之间）。

（5）令受检者静坐5~10分钟，并向其说明检查方法，消除紧张情绪，争取配合。

2. 实验操作

（1）中医望目：按传统目诊方法进行，并将结果填在《检测记录》栏中。

（2）球结膜微循环观测：①采用XTW－J微循环彩色显微分析仪，其软件是按田牛教授加权积分法计分设计。②先打开冷光源，45°角斜射，用调光玻片调好焦距。③嘱受检查端坐于检测者对面，下颌部紧贴于固定支架上，眼睛向左外上方向斜视，并定住眼球，光线与物镜对准受检者左眼鼻侧开启光源，调节到适当亮度；调整光源支架，使光斑照射在所检测的左眼鼻侧球结膜部位。④进入计算机球结膜分析软件，注意比例尺标定，先低倍镜下观察球结膜全貌、清晰度、缺血区、走行异常、网络结构、囊状扩张、微血管瘤等。再从高倍镜下观察血色、微血流速、红细胞聚集及出血、水肿等。⑤其检测数据由计算机自动显示，取三次所测平均值，点击数据储存与图像储存。⑥根据"球结膜微循环的检测和方法"依次逐项检测，并将结果及时填记在《检测记录》表格内。

3. 实验结束

（1）将球结膜微循环显微镜光源旋至"小"位置，关闭光源，拔下电源的插头。

（2）退出分析软件，关闭计算机。

（3）完成《检测记录》和《实验报告》，按时交给指导老师。

【实验结果】

中医目诊结果：_____

球结膜微循环检测结果：_____

【注意事项】

1. 检测时室温恒定在15℃~25℃之间；受检前安静休息10~30分钟，消除紧张心理，不吸烟，不洗手，不揉眼，不进食辛辣、酒类、槟榔等刺激性食品。

2. 光源调整不宜过强，以免刺激眼睛，使血管与底色反差减小。

3. 要求受检者端坐，眼睛向左外上方向斜视，盯住左外上方向某一物体，并定住眼球。

【讨论】

进行眼球结膜微循环检测的光源调整有何要求？

实验四 舌苔观察与舌苔脱落细胞的检测分析

【实验原理】

舌苔脱落细胞学是近年来中医舌苔研究中发展起来的临床细胞学的一个分支，旨在应用现代细胞检验技术分析舌苔脱落细胞微观变化与舌苔形成的关系，为中医临床辨证和疾病诊断提供较为客观的科学依据。

一、舌苔的制片与染色

【实验目的】

在系统学习中医舌诊理论、舌象临床见习及舌苔细胞学检验知识之后，通过本次操作，要求学生学会舌苔脱落细胞标本片的制作和染色方法。

【实验材料】

每 3~5 名学生为 1 组，所需实验材料见下表：

名称	数量
1. 仪器设备	
（1）载玻片	每人 2 片
（2）推玻片（或以载玻片代替）	每人 1 片
（3）特种记号笔	1 支
（4）玻片架	1 个
（5）标本片盒	1 个
（6）吸水纸	每人 1 张
（7）擦镜纸	每人 1 张
（8）乙醇 - 乙醚固定液	1 瓶
（9）染色架	1 个
（10）机械秒表	1 块
（11）染色缸	12 个
（12）盖玻片	每人 1 片
（13）pH 试纸	每人 1 张
2. 试剂药品	
（1）巴氏染色液（11 瓶）	1 套
（2）中性树脂	1 小瓶
（3）瑞氏染液（2 瓶）	1 套
3. 实验记录	
《中医舌苔脱落细胞检测记录》	每人 1 份

【实验方法】

1. 实验准备

（1）检查本实验所需器材、试剂是否齐全。

（2）填写《检测记录》中受检者的一般资料及有关病史。

（3）了解受检者近周来进食、服药、抽烟等情况及口腔、舌部有无溃烂，女性是否月经行经期。

（4）让受检者漱口后休息待查，并向其说明检查方法，消除紧张情绪，争取配合。

2. 实验操作

（1）中医舌诊：按传统舌诊方法进行，并将舌质、舌苔及舌象诊断填在《检测记录》的专栏中。

（2）舌面酸碱度检测：让受检者正坐张口，将舌自然伸出口外，舌面舒展下弯，检查者手持 pH 试纸在舌体中部接触，使试纸浸湿后取出观看，并与 pH 值比色板比较，确定其 pH 值，填入《检测记录》专栏内。

（3）舌苔标本片制作、固定和染色：①制片：给同一受检者做两张舌推片。待两张舌推片干燥后用特种记号笔在其头侧写上受检者姓名或学号。②固定：取 1 张已干燥的舌推片插在染色架中，置入固定液中 15 分钟，取出后自然干燥。③染色：将固定后的舌推片插入染色架中，按巴氏染色程序染色。再将未固定的舌推片置于玻片架上，按规程做瑞氏染色。④封片：按规程给巴氏染片进行封片。

3. 实验结束

（1）检查所制舌苔标本片上的姓名、学号，如果洗脱、漏写，立即予以补记。

（2）将舌苔标本片插入标本片盒相应位置，并将《检测记录》暂交老师。

（3）清点并归还各种实验器材和试剂。

【实验结果】

成功制作出舌苔脱落细胞标本片。

【注意事项】

本次实验内容多、步骤繁杂、时间紧，学生必须服从老师统一安排，严格按操作程序完成。

【讨论】

制作舌苔脱落细胞标本片的关键步骤有哪些？

二、舌苔脱落细胞的镜检分析

【实验目的】

在舌苔的制片与染色实验学习操作的基础上，通过本次实验，要求学生：

1. 熟悉舌苔脱落细胞检验的指标及方法。

2. 了解异常舌苔的舌苔脱落细胞的变化。

【实验材料】

每 2～3 名学生为 1 组，所需实验材料见下表：

名称	数量
1. 仪器设备	
（1）生物显微镜	1 台
（2）显微镜头（物镜 10×、40×；目镜 10×）	1 套
（3）显微光源	1 台
（4）标本片盒	1 个
（5）舌苔标本片	每人 2 片
（6）血球分类计数器	1 台
（7）擦镜纸	每人 1 张
2. 实验记录	
《中医舌苔脱落细胞检测记录》	每人 1 份

【实验方法】

1. 实验准备

（1）检查本实验所需器材是否齐全。

（2）取下目镜盖，插上 10× 目镜，并分别旋上 10× 和 40× 的物镜。

（3）开启光源，并适当调节光源角度、强度，使光线适宜。

2. 实验操作

（1）取巴氏染色标本片，按"头、体、尾"从左至右方向置于显微镜推片器弹簧夹内。

（2）首先在 10×10 倍镜下，缓缓转动粗调手轮，使之能见到舌标本片中的清晰视野，然后再在 10×40 倍镜下进行观察。

（3）根据检验指标和方法，对各项指标分别进行检测，并将结果及时填记在《检测记录》的专用表格中。

3. 实验结束

（1）清点并归还各种实验器材。

（2）综合分析检测参数，完成《检测记录》和《实验报告》，交给指导老师。

【实验结果】

舌苔脱落细胞检测参数登记表

检测内容	1	2	3	4	5	6
印片背景	背景清晰视野	背景模糊视野	背景混浊视野			
细胞分布	分布均匀视野	分布密集视野	分布成堆视野			
上皮细胞（个）	完全角化	不全角化	角化前	中层	底层	总数
变性细胞（个）	肿胀退化	固缩退化	炎症变性	核异质	肿瘤细胞	
血细胞（个）	中性粒细胞	淋巴细胞	吞噬细胞	红细胞	其他细胞	

舌象诊断：＿＿＿＿＿＿＿＿舌质＿＿＿＿＿舌苔＿＿＿＿＿

舌面酸碱度：pH 值＿＿＿＿＿＿＿＿＿＿＿＿＿＿＿＿＿＿

观测结果分析：＿＿＿＿＿＿＿＿＿＿＿＿＿＿＿＿＿＿

检测者签名：＿＿＿＿＿＿＿＿＿＿＿＿

【注意事项】

如有不能识别的细胞或视野，可请老师指导识别。

【讨论】

请阐述舌苔脱落细胞检测技术在中医诊断学领域的应用概况。

实验五 面部色诊与光电血管容积图的检测分析

【实验目的】

在系统学习光电血管容积图的有关知识之后，通过本次操作，要求学生：

1. 掌握面部光电血管容积图的描记过程、检测指标及测量方法。
2. 熟悉正常面色光电血管容积图的形态及其参考值。
3. 了解中医常见病理面色光电血管容积图的变化。

【实验原理】

色与脉均与气血运行密切相关，"色脉相合"是中医望色的基本原理。光电血管容积图检测技术是一种无创伤性检测，可以用来观察面部血管数量及容积的变化，是探讨中医面部色诊的客观指标。

【实验材料】

血管容积图描记需要每 5~10 名学生为 1 组（注意男、女生搭配）；血管容积图分析由学生独立进行，所需器材见下表：

名称	数量
1. 仪器设备	
（1）光电血管容积仪	1 台
（2）面部光电换能器	1 个
（3）活动探头支架	1 台
（4）心电图机	1 台
（5）检测部位转换开关	1 个
（6）弯钳	1 把

续表

名称	数量
（7）95%的酒精棉球	1 瓶
（8）诊断床	1 张
（9）小分规	每人 1 个
（10）量角器	每人 1 个
（11）裁纸刀和糨糊	每人 1 套
2. 实验记录	
《面部色诊与光电血管容积图检测记录》	每人 1 份

【实验方法】

1. 实验准备

（1）检查本次实验所需器材是否齐全。

（2）了解受检者近周来体温、服药、血压及面部皮肤状况。

（3）填写《检测记录》中受检者一般资料及有关病史。

（4）令受检者休息 5 分钟，向其说明检测方法，争取合作。

2. 实验操作

（1）中医面部色诊：按照传统中医面部色诊的方法进行观察，并将结果记录于《检测记录》的相关表格之中。

（2）光电血管容积图描记

1）仪器调节：①开启光电血管容积仪的后面板，取出电池盒，按要求装上电池后放回机内，盖上后面板，并旋紧螺丝。②将面部光电换能器的插头插入检测部位转换开关的相应位置；再将转换开关、心电图机通过专用导线分别与光电血管容积仪相连；接好心电图机的电源线和地线。③开启光电血管容积仪的前面板上电源开关，旋开电压调节螺线上的小帽，用螺丝刀调节电压，使表头指针在"3"字处为宜（除非电压不足，一般使用时不需调节），再旋上小帽，关上开关。④打开心电图机电源，调节心电图机，使其定标为 10mm，走纸速度为 25mm/s，记录开关置"准备"档，导联开关置"I"导程位置。关上心电图机电源，至此调节完毕。

2）图纸描记：①受检者仰卧于诊断床上，全身自然放松；检查者用酒精棉球为受检者面部的首额、左颊、右颊、鼻尖、下颏等检测部位去污脱脂；将地线与受检者接触。②将面部光电换能器置于面部任一检测部位（一般是首额），按下转换开关的"面部"按键，打开光电血管容积仪和心电图机的电源开关，注意观察心电图机记录笔的摆动情况，同时调节血管容积仪的波幅增益旋钮，使记录笔达到一定的高度。③待记录笔的摆动平稳时，将心电图机的记录开关置于"记录"档，记录 3~5 个稳定的波形之后，即刻按下血管容积仪上的定标按键，打出 3~5 个光电标准讯号后，停止记录。④依照首额、左颊、右颊、鼻尖、下颏的序次，重复上②③两步骤，完成面部光电血管容积图各点的描记。

3）图纸标记：从心电图机上撕下记录纸，在每一份图纸起始处左上角标记受检者的姓名、编号、检测日期（注意应与《检测记录》一致）；在每一组图形的上方标明所测部位的名称（如首额、左颊等）。

（3）图纸剪贴：①浏览：将各检测部位的图形浏览一遍，注意图形是否一致，基线是否平稳，标准讯号是否明显，有无交流干扰波形等。②剪贴：将误差、干扰较多的图形剪除，将符合要求的图纸按不同的检测部位分段剪开（注意每段图形中至少保留1个明显的标准讯号），然后将图纸黏贴在黏贴纸的相应部位。

（4）指标测量：①波形观察：对照教材所论述的波形指标的特点，对首额、左颊、右颊、鼻尖、下颏五个部位的图形分别进行观察评判，并分别填记于《检测记录》的有关专栏之中。②参数测量：根据教材所介绍的光电血管容积图各类参数指标的测量方法，应用小分规、量角器、计算器等工具逐一测取，并填记于《检测记录》的专栏之中。

3. 实验结束

（1）将心电图机记录开关置"观察"位；关闭光电血管容积仪和心电图机的电源开关；按回转换开关"面部"按键。

（2）取下面部光电换能器，妥善保管。

（3）清点、整理并归还各种实验器材。

（4）分析图纸，完成《检测记录》和《实验报告》，按时交给指导老师。

【实验结果】

	指标	首额	左颊	右颊	鼻尖	下颏
时间（s）	Tag					
	Tab					
	Tae					
	Teg					
	Tw					
波幅（u）	Hb					
	Hd					
	He					
	Hf					
比值	Hb/Tab					
	Hd/Hb					
	He/Hb					
	Hf/Hb					
	Tab/Tag					
	（Tae－Tab）/Tag					
	Tw/Tab					
波形						

中医面部色诊：_____

面部光电血管容积图：_____

综合面部光电血管容积图的波形特点、检测能数，结合临床资料，提出"检测结果"。学生在学习阶段，可提出如下一项或几项分析意见：

1. 面部光电血管容积图正常，或基本正常。

2. 符合（或基本符合）如面赤、面青等面色特征。

3. 具有某特点（如某波形、某指标参数异常，应考虑如某病、某证，或某项病理生理变化）。

4. 具有某特点，请结合临床分析。

【注意事项】

1. 部件接插处保持清洁干燥，尤其是信号输入插口处。

2. 室温适宜，室内光线要暗，受检部位和探头加盖黑布，以防杂散光射入。

3. 受检者体位要舒适、自然，休息 3~5 分钟后进行。

4. 若同一检测部位图形形态差异较大，在参数测量时应取基线平稳的连续 3 个以上图表，求出参数的均值。

【讨论】

请应用光电血管容积图技术，设计一款新的实验。

实验六　中医脉诊实验

【实验目的】

1. 注意诊脉的部位、时间和体位对脉诊的影响。

2. 建立常规的诊脉意识，熟悉诊脉的指法技巧。

3. 掌握"四要素诊脉法"，即从脉位、脉数、脉形、脉势把握脉象的特点。

【实验原理】

脉诊是医生用手指切按患者动脉，根据脉动应指的形象以了解病情，辨别病证的诊察方法。传统脉诊是依靠医生手指的灵敏触觉加以体验识别的，学习者仅凭老师讲授，缺乏对脉诊指感的直观、感性的认识。本实验借助脉象模拟仪，让学生形象、直观地感受各脉的指感特征。在此基础上，应用"四要素诊脉法"，让学生反复训练，仔细体会脉象特点，培养其识别各种脉象的能力。

【实验材料】

名称	数量
1. 仪器设备	
（1）中医模拟脉象仪	10 台
（2）脉枕	10 个
（3）布帘	2 块
2. 实验记录	
《脉诊训练记录表》	每人 1 份

【实验方法】

1. 脉象辨别训练 学生 2 人为 1 组，利用中医模拟脉象仪分组进行脉象辨别训练。脉象分组如下：

（1）迟、缓、结、代。
（2）数、滑、疾、促。
（3）散、微、濡、弱。
（4）弦、细、紧、涩。
（5）浮、沉、伏、牢。
（6）虚、实、洪、动。

首先让学生复习每组脉象的特征，让学生在中医模拟脉象仪上体察，然后采用盲法，让学生辨别给出的脉象，由一组开始逐渐扩展。

2. "四要素诊脉法" 训练 首先向学生讲述正确的诊脉姿势、方法及注意事项，然后将学生分为若干小组，以小组为单位，每组 2 人，互相进行操作练习。按照脉象的要素分别体会脉象特点，填写下表：

要素		左手	右手
四要素	八要素		
脉位	脉位	位浮/位中/位沉	位浮/位中/位沉
脉数	脉率	脉数/脉中/脉迟	脉数/脉中/脉迟
	脉律	节律整齐/节律不齐	节律整齐/节律不齐
脉形	脉宽	宽大/适中/窄小	宽大/适中/窄小
	脉长	偏长/适中/偏短	偏长/适中/偏短
脉势	脉力	有力/适中/无力	有力/适中/无力
	流利度	滑利/适中/滞涩	滑利/适中/滞涩
	紧张度	紧张/适中/松弛	紧张/适中/松弛
脉象		左手： 脉	右手： 脉

3. 脉象识别训练

（1）确定脉象：带教老师在上述基础上首先确定典型脉象学生 5 位。

（2）体会脉象：在老师的指导下，学生分别对上述 5 位受检者的脉象进行体会，并记下各自的脉象特点。

（3）盲切脉象：经过两次盲切，加深学生对中医脉象的体会。

第一次盲切：挂起布帘，5 名受检者随机排列并编号，从布帘后伸出 10 只手，实训学生依次对其诊脉，当场记录所诊的脉象。

第二次盲切：老师再次改变 5 位受检者顺序，重新进行编号，再由实训学生诊脉，重新确认原有号码的位置，并记录下来。

诊脉结束后，学生认真填写《脉诊训练记录表》。

第一次诊脉			第二次诊脉		
编号	左手	右手	编号	左手	右手
1			1		
2			2		
3			3		
4			4		
5			5		

【实验结果】

填写《脉诊训练记录表》，有疑问者向指导老师询问。

【注意事项】

盲切时需要打乱顺序，以考察学生的脉象识别能力。

【讨论】

1. 如何体会诊脉的程序与方法？

2. 脉象的基本要素是什么？如何体会？

3. 28 脉的名称、特点和主病是什么？

实验七　四诊综合技能训练

【实验目的】

1. 掌握病情资料的综合处理、临床辨证方法综合运用的操作规范与注意事项。

2. 熟悉临床常用辨证方法的特点及综合运用的技巧。

3. 了解复杂证候的临床辨析。

【实验原理】

望、闻、问、切四种诊法分别从不同的角度去诊察病证，单用某一种诊法所搜集到的病情资料通常只反映了病证的某一方面的情况。因此，要想全面地掌握病情，必须四诊合参、整体审察，对病情进行多视角的诊察和分析。民间那些认为中医就是"摸摸脉、看看舌"的说法或以一诊代替四诊，把四诊割裂开来的认识和做法是片面的。医生只有通过四诊并用，综合分析，全面掌握病情，才能抓住疾病的本质，对病情作出准确的判断。疾病是复杂多变的，临床表现会出现假象，如颧赤非热、脉迟非寒，故诊法运用中要四诊合参以辨析真伪，不可以偏概全。本实验通过教学四诊综合分析的方法，结合案例实际操作，旨在培养学生全面诊察的诊疗思维。

【实验材料】

标准化病人	5 位
脉枕	5 个
《中医四诊综合技能训练表》	每人 1 份

【实验方法】

指导老师课堂演示病情资料的综合采集、分析及辨证方法的综合运用的全过程。

1. 任务分配　学生按 9 人为 1 组进行分组，分工合作：组长 1 名，记录 1 人；问诊、望诊、闻诊、切诊各 1 名；资料整理 2 名；辨证 1 名。

2. 分段训练

第一阶段：四诊病情资料的收集。

第二阶段：辨证方法的综合运用。

第三阶段：辨证结果及分析。

3. 训练过程

（1）各组由老师配置标准化病人 1 名，按上述三个阶段进行训练。

（2）将综合训练的材料分别填入《中医四诊综合技能训练表》。

4. 老师总结点评

（1）组长汇报：重点包括主诉、现病史、其他病史、舌脉、辨证分析及结果。

（2）老师点评：肯定正确的，指出错误的，提出存在的问题。学生现场讨论，现场提问和现场答辩。在学生讨论的基础上，引导学生解决问题。

【实验结果】

四诊:

问诊	一般情况	姓名: 性别: 年龄: 职业:
	主诉	
	现病史	
	其他病史	
望诊	全身望诊	
	局部望诊	
	排出物	
舌诊	舌质	
	舌苔	
脉诊		
闻诊	听声音	
	嗅气味	
按诊		

辨证:

辨病位	
辨病性	
辨证结果	
辨证分析	

检查者签名: _____ _____记录日期: _____年_____月_____日

【讨论】

四诊信息采集的注意事项有哪些?

实验八　中医辨证技能训练

【实验目的】

1. 掌握中医证素的提取及辨证方法。
2. 熟悉中医辨证的基本过程及注意事项。

3. 了解辨证思维方法。

【实验原理】

辨证是在中医理论的指导下，对诊法所收集的各种临床资料进行分析、综合，从而对疾病当前的病位与病性等本质作出判断，并概括为完整证名的诊断思维过程。辨证过程是以症为据，综合定性，整体性强，灵活多变，其过程具有整体性、复杂性、原则性、灵活性等特点。初学者往往面对一堆杂乱无序的病情信息感到难以下手，不知道如何把握疾病的本质。本实验首先借助 WF－Ⅲ中医（辅助）诊疗系统培养学生提取证素（病位证素和病性证素）的能力和思维习惯，接下来应用临床实例，演示辨证的基本程序，最后学生分组操作，对临床案例进行辨证训练，旨在提高学生辨证水平。

【实验材料】

微型计算机	每组 1 台
中医（辅助）诊疗系统软件（已安装）	每组 1 套
"软件加密狗"（已安装）	每组 1 件
《诊疗软件练习病案》	每组 1 本
《辨证技能训练记录表》	每人 1 份

【实验方法】

1. 证素提取训练

（1）辨证要素提取训练：在指导老师的指导下，学生对 10 个病案进行现场分析，掌握"病位"、"病性"辨证要素的提取方法。

（2）临床病例辨证训练：指导老师根据训练内容筛选 5 个典型病案，由学生按照辨证思路课堂独立完成，填写《辨证技能训练记录表》，并由老师现场分析讲解辨证的基本方法。

2. 计算机模拟辨证训练

（1）每人选择 2 份拟作练习的病案。

（2）打开《WF－Ⅲ中医（辅助）诊疗系统使用说明》，了解使用知识。

（3）将所选病案的病情资料，按诊疗软件的输入方法输入计算机。

（4）熟悉各功能键的使用，显示各项诊疗方案。

（5）对该病案计算机所显示的诊疗方案进行分析、选择。

（6）对前述"证素提取训练"中的病案，用辨证软件作出分析，对比前后的证素提取结果有何不同，找出错误原因，进行辨证分析训练。

3. 老师总结

（1）提出问题：指导学生根据实例分析的问题，展开讨论。

（2）解决问题：在学生讨论的基础上，引导学生解决问题。

【实验结果】

将实验结果填写于《辨证技能训练记录表》：

1. 临床病案辨证训练

病例	主症	病位	病性	证名
1				
2				
3				
4				
5				

2. 临床实例辨证训练

一般情况	姓名：	性别：	年龄：	职业：
	联系电话：		就诊日期：	
主诉				
病历摘要				
中医辨证	主症：	病位：	证名：	
		病性：		

【讨论】

请阐述辨证的基本程序和方法。

第五章 方剂学实验

实验一 半夏泻心汤对顺铂家兔肠胃激素的影响

【实验目的】

通过观察半夏泻心汤对顺铂家兔肠胃激素胃泌素、胃动素分泌的影响，达到揭示其"调和肠胃"功用现代生理学基础的目的。

【实验原理】

半夏泻心汤属于调和肠胃的代表方，功用寒热平调，消痞散结。主治伤寒少阳证误下而中气虚，寒热互结于中焦，脾胃肠腑气机升降失常之痞证。症见心下痞，但满而不痛，或呕吐，肠鸣下利，舌苔腻而微黄。顺铂（PDD）是目前治疗肿瘤的主要化合药物之一，但它在杀伤肿瘤细胞的同时，也严重损伤消化系统细胞，导致严重的恶心、呕吐、食欲降低等消化道副作用反应。本实验运用顺铂复制家兔消化系统损伤模型，灌胃给予半夏泻心汤进行干预，进而观察该方对模型动物肠胃激素水平的影响。

【实验对象】

家兔12只，清洁级，雌雄各半，体重1.7~2.5kg。

【实验材料】

胃泌素、胃动素放射免疫测定试剂盒，5804R低温高速离心机，TDL－5000B放免专用冷冻离心机，722分光光度计，注射器，天平，烧杯，瓷盘，煎药罐等。

100%半夏泻心汤液，生理盐水，顺铂。

【实验方法】

1. 药品煎煮准备：按原方比例配伍，煎成含生药1g/ml的溶液，纱布过滤。

2. 取家兔12只，分成3组，每组4只，分别称重，并做好标记，分为模型给药组、模型生理盐水组和正常生理盐水组。

3. 模型给药组：顺铂按 1∶1 比例生理盐水稀释，用 6 号针头按 3mg/kg 用量兔耳缘静脉注射。注射后第 2 天出现明显食欲减退等表现，可认定脾胃损伤动物模型建立。予以半夏泻心汤液 2ml/100g 灌胃，连续 5 天。实验结束当天，家兔取血 2ml，分离血浆，－20℃保存进行胃泌素、胃动素测定。操作步骤按试剂盒说明书进行。

4. 模型生理盐水组：顺铂按 1∶1 比例生理盐水稀释，用 6 号针头按 3mg/kg 用量兔耳缘静脉注射。注射后第 2 天出现明显食欲减退等表现，认定脾胃损伤动物模型建立。予以生理盐水 2ml/100g 灌胃，连续 5 天。实验结束当天，家兔取血 2ml，分离血浆，－20℃保存进行胃泌素、胃动素测定。操作步骤按试剂盒说明书进行。

5. 正常生理盐水组：家兔 4 只予以生理盐水 2ml/100g 灌胃，连续 5 天。实验结束当天，家兔取血 2ml，分离血浆，－20℃保存进行胃泌素、胃动素测定。操作步骤按试剂盒说明书进行。

【实验结果】

组别	动物数（只）	剂量	胃泌素含量	胃动素含量
模型给药组				
模型生理盐水组				
正常生理盐水组				

【注意事项】

1. 兔耳缘静脉注射时，先拔去注射部位的被毛，用手指弹动或轻揉兔耳，使静脉充盈；药液注入后拔出针头，用手压迫针眼片刻以止血。

2. 兔灌胃时，可由右侧唇裂避开门齿，将导管慢慢插入，如插管顺利，动物不挣扎，插入约 15cm 时即表示进入胃内，将药液注入。

【讨论】

1. 通过本实验，可认为半夏泻心汤是如何达到"调和肠胃"的？为什么？
2. 根据半夏泻心汤的功效及临床应用，设计一项有关半夏泻心汤的实验。

实验二　六味地黄丸对四氧嘧啶糖尿病模型大鼠血糖的影响

【实验目的】

通过观察六味地黄丸对四氧嘧啶糖尿病模型大鼠血糖的影响，达到揭示其"滋阴"功用现代生理学基础，明确其临床治疗糖尿病机理的目的。

【实验原理】

六味地黄丸源于宋代钱乙《小儿药证直诀》，由熟地黄、山茱萸、干山药、泽泻、牡丹皮、茯苓组成，为滋补肾阴的基础方剂。临床用于多种疾病的肝肾阴虚证，症见头晕耳鸣，腰膝酸软，骨蒸潮热，盗汗遗精，舌红少苔，脉细数。现代医学研究表明，六味地黄丸具有降血糖、增强免疫、抗衰老、降血脂等广泛作用。糖尿病属于中医"消渴"病范畴，阴虚燥热为其基本病机。本实验运用四氧嘧啶复制糖尿病大鼠模型，灌胃给予六味地黄丸进行干预，进而明确该方对模型大鼠血糖的影响。

【实验对象】

雄性 Wistar 大鼠 12 只，体重 190～240g。

【实验材料】

721 分光光度计，比色测定仪，注射器，天平，烧杯，瓷盘，鼠笼，煎药罐，血糖仪，血糖试纸等。

100% 六味地黄丸液，四氧嘧啶，生理盐水。

【实验方法】

1. 药品煎煮准备：按原方比例配伍，煎成含生药 1g/ml 的溶液，纱布过滤。

2. 取大鼠 12 只，分成 2 组，分别称重，并做好标记，分为模型给药组和正常生理盐水组。

3. 模型给药组：取大鼠 8 只，给予在临用前用无菌生理盐水配制成的 2% 四氧嘧啶溶液，按 48mg/kg 的剂量尾静脉快速注射。1 周后，大鼠禁食 12 小时，自由饮水，眶静脉取血用葡萄糖氧化酶-过氧化物酶法测定大鼠的空腹血糖水平，血糖值大于 11.1mmol/L 且有"三多"症状（多饮、多食、多尿）的大鼠被认定为糖尿病模型动物。六味地黄丸水溶剂 1.08g/kg，每天灌胃 1 次，连续给药 4 周。在第 4 周末次给药后大鼠禁食 12 小时，眶静脉取血，分离血清，葡萄糖氧化酶-过氧化物酶法测血糖值。

4. 正常生理盐水组：取大鼠 4 只，用 5ml 注射器抽取生理盐水（2ml/100g）灌胃，每天 1 次，连续 4 周。在第 4 周末次灌胃后大鼠禁食 12 小时，眶静脉取血，分离血清，葡萄糖氧化酶-过氧化物酶法测血糖值。

【实验结果】

组别	动物数（只）	剂量	血糖值
模型给药组			
正常生理盐水组			

【注意事项】

1. 尾静脉注射操作时，先将大鼠尾部用 45℃ 左右的温水浸润半分钟或用酒精擦拭，可使血管扩张、表皮角质软化；先缓注少量药液，如无阻力，表示针头已进入静脉，可继续注入；注射完毕后把尾部向注射侧弯曲以止血。

2. 眼眶静脉丛采血时，采血者手指从大鼠背部较紧地握住其颈部，应注意力度大小，防止动物窒息；针刺入眼眶后界，当感到有阻力时即停止推进，同时将针退出 0.1 ~ 0.5mm，边退边抽；得到所需的血量后，即除去加于颈部的压力，将采血器拔出，以防止术后穿刺孔出血。

【讨论】

1. 通过本实验，可认为六味地黄丸治疗糖尿病的机理是什么？为什么？
2. 根据六味地黄丸的功效及临床应用，设计一项有关六味地黄丸的实验。

实验三 金匮肾气丸对肾阳虚证大鼠肾功能激素及肾组织病理改变的影响

【实验目的】

通过观察肾气丸对肾阳虚证大鼠肾功能激素（血肌酐、尿素氮、肾素、血管紧张素转换酶抑制剂 2、醛固酮）及肾组织形态学改变的影响，达到揭示其"温阳化气"功用现代生理学基础的目的。

【实验原理】

肾气丸出自《金匮要略》，由干地黄、山药、山茱萸、泽泻、茯苓、牡丹皮、桂枝、附子组成，功用温补肾阳。主治肾阳不足证，症见腰痛脚软，下半身常有冷感，少腹拘急，小便不利或频数，以及痰饮喘咳，水肿脚气，消渴，久泄，舌质淡胖，尺脉沉迟。现代常用于甲状腺功能低下、慢性肾炎、肾上腺皮质功能减退、支气管哮喘及糖尿病等属于肾阳虚证者。

现代医学研究表明，肾气丸具有改善肾功能、促进新陈代谢、增强免疫、抗衰老、抗疲劳、抗低温、耐缺氧等广泛作用；肾阳虚证与下丘脑－垂体－肾上腺（HPA）轴功能紊乱有关。大剂量使用外源性肾上腺皮质激素如氢化可的松，可导致促肾上腺皮质激素释放受抑制而使类固醇分泌减少，从而使动物出现自主活动减少、畏寒肢冷、少饮少食、小便清长、体温降低等类中医"肾阳虚证"证候表现。本实验以氢化可的松复制大鼠肾阳虚证模型，灌胃给予肾气丸进行干预，进而观察该方对模型鼠肾功能激素及肾组织病理形态学的影响。

【实验对象】

Wistar 大鼠，雌雄各半，体重 180 ~ 200g。

【实验材料】

普通天平，电子测温仪，动物手术台，全自动生化分析仪，Leica QWinV3 图像分析系统，光学显微镜，天平，烧杯，瓷盘，鼠笼，煎药罐等。

100%肾气丸液，生理盐水，氢化可的松。

【实验方法】

1. 药品煎煮准备：按原方比例配伍，煎成含生药1g/ml的溶液，纱布过滤。

2. 取大鼠12只，分成2组，每组6只，分别称重，并做好标记，分为模型给药组和正常生理盐水组。

3. 模型给药组：取大鼠6只，每天大腿内侧肌肉注射氢化可的松25mg/kg，连续12天。同时开始肾气丸液灌胃给药（2ml/100g），连续给药20天。

4. 正常生理盐水组：取大鼠6只，用5ml注射器抽取生理盐水（2ml/100g）灌胃，连续20天。

【观察指标】

1. 记录体态、皮色光泽度、竖毛情况、反应灵敏度、自主活动情况、饮食、大小便、是否畏寒怕冷等。

2. 20天给药结束后，大鼠腹主动脉取血，测定血肌酐（Cr）、尿素氮（BUN）、肾素（Renin）、血管紧张素转换酶抑制剂2（Ang2）、醛固酮（ALD）。

3. 处死大鼠，取肾组织，甲醛固定，常规染色，制作病理切片，光镜观察。

【实验结果】

组别	动物数（只）	剂量（ml/100g）	Cr	BUN	Renin	Ang2	ALD
模型给药组							
正常生理盐水组							

附肾组织切片图。

【注意事项】

肌肉注射时，注射器针头应垂直迅速地刺入大鼠大腿内侧肌肉，回抽针栓如无回血，方可进行注射。

【讨论】

1. 通过本实验，可认为金匮肾气丸是如何实现"温阳化气"功用的？为什么？

2. 根据金匮肾气丸的功效及临床应用，设计一项有关肾气丸的实验。

实验四　八正散对家兔输尿管动作电位及
尿流量的影响

【实验目的】

通过观察八正散对家兔输尿管动作电位及尿流量的影响，达到揭示其"清热利湿通淋"功用现代生理学基础的目的。

【实验原理】

八正散出自《太平惠民和剂局方》，由车前子、瞿麦、萹蓄、滑石、栀子、炙甘草、木通、大黄、灯心草组成。具有清热泻火，利水通淋之功，主治湿热淋证。症见尿频尿急，溺时涩痛，淋漓不畅，尿色浑赤，甚则癃闭不通，小腹急满，口燥咽干，舌苔黄腻，脉滑数。现代常用于膀胱炎、尿道炎、急性前列腺炎、泌尿系结石、肾盂肾炎、术后尿潴留等属湿热下注证者。现代医学研究表明，八正散具有抑制和灭活尿路感染常见致病菌、增加肾脏排泄功能的作用。本实验以八正散耳缘静脉注射家兔给药，进而观察该方对家兔输尿管动作电位频率及尿流量的影响。

【实验对象】

家兔 8 只，清洁级，雌雄各半，体重 2.2 ± 0.6kg。

【实验材料】

RM – 6200 生理记录仪，注射器，天平，烧杯，瓷盘，煎药罐等。
100% 八正散液，生理盐水，戊巴比妥钠。

【实验方法】

1. 药品煎煮准备：按原方比例配伍，煎成含生药 1g/ml 的溶液，纱布过滤。

2. 取家兔 8 只，分成 2 组，每组 4 只，分别称重，并做好标记，分为给药组和生理盐水组。

3. 给药组：家兔仰卧于实验台，戊巴比妥钠静脉麻醉（30mg/kg），下腹部正中切口，经腹相当于髂血管水平处仔细分离两侧输尿管，尽量保持血运。将两个记录电极安放于一侧输尿管下面，用 RM – 6200 生理记录仪记录输尿管动作电位；另一侧输尿管记录尿流量。耳缘静脉注射八正散液（按 8mg/kg 给药），观察给药后 30 分钟输尿管动作电位频率值及尿流量。

4. 生理盐水组：家兔仰卧于实验台，戊巴比妥钠静脉麻醉（30mg/kg），下腹部正中切口，经腹相当于髂血管水平处仔细分离两侧输尿管，尽量保持血运。将两个记录电极安放于一侧输尿管下面，用 RM – 6200 生理记录仪记录输尿管动作电位；另一侧输尿管记录尿流量。耳缘静脉注射生理盐水 2ml/kg，观察注射后 30 分钟输尿管动作电位频率值及尿流量。

【实验结果】

组别	动物数（只）	剂量	输尿管动作电位值	尿流量
给药组				
生理盐水组				

【注意事项】

家兔静脉注射麻醉时，操作必须缓慢，同时注意观察肌肉紧张性、角膜反射和对皮肤夹捏的反应，当以上活动明显减弱或消失时，应立即停止注射；麻醉时动物的体温调节机能往往受到抑制而出现体温下降，需注意保温。

【讨论】

1. 通过本实验，可认为八正散是如何实现"清热利湿通淋"功用的？为什么？
2. 根据八正散的功效及临床应用，设计一项有关八正散的实验。

实验五 四逆汤对低血压状态大鼠的升压作用

【实验目的】

通过观察四逆汤对低血压状态大鼠血压的影响，达到揭示其"回阳救逆"功用现代生理学基础的目的。

【实验原理】

经方四逆汤由附子、干姜、甘草组成，功用回阳救逆。主治伤寒太阳病误汗亡阳，少阴病等症见四肢厥冷，恶寒蜷卧，神衰欲寐，呕吐不渴，腹痛下利，面色苍白，舌苔白滑，脉微细。现代常用于心肌梗死、心衰、急性胃肠炎吐泻过多，各种高热大汗所致之虚脱，各种因素所致的休克等属于阴盛阳衰证者。现代医学研究表明，四逆汤具有强心、升压、改善冠脉循环功能等作用。本实验以颈动脉插管放血法建立低血压大鼠模型，静脉注射四逆汤给药干预，进而观察该方对模型鼠收缩压、舒张压及心率的影响。

【实验对象】

Wistar 大鼠，雌雄各半，体重 200 ± 16g。

【实验材料】

LBS‑2B 型二道生理记录仪，注射器，蛙板，天平，烧杯，瓷盘，鼠笼，煎药罐等。

100%四逆汤注射液，生理盐水，水合氯醛。

【实验方法】

1. 药品煎煮准备：按原方比例配伍，煎成含生药 1g/ml 的溶液，纱布过滤。

2. 取大鼠 12 只，分成 3 组，每组 4 只，分别称重，并做好标记，分为模型给药组、模型生理盐水组和正常生理盐水组。

3. 模型给药组：大鼠腹腔注射水合氯醛 0.3g/kg 麻醉后，背部固定于蛙板，剪颈部毛后，切开颈部皮肤，分离气管，行气管插管。大鼠腹股沟部分离股动脉、股静脉。股动脉插管，连接肢体导联，记录 II 导心电图，同步记录心率。由颈动脉插管用注射器缓慢放血至血压降至 40mmHg，在确保维持血压 25 分钟无血压回升时，认定模型建立。此时大鼠静脉注射四逆汤 0.4ml/100g，观察收缩压、舒张压及心率变化。

4. 模型生理盐水组：大鼠腹腔注射水合氯醛 0.3g/kg 麻醉后，背部固定于蛙板，剪颈部毛后，切开颈部皮肤，分离气管，行气管插管。大鼠腹股沟部分离股动脉、股静脉。股动脉插管，连接肢体导联，记录 II 导心电图，同步记录心率。由颈动脉插管用注射器缓慢放血至血压降至 40mmHg，在确保维持血压 25 分钟无血压回升时，认定模型建立。用 1ml 注射器抽取生理盐水（0.4ml/100g）静脉注射，观察项目同前。

5. 正常生理盐水组：取大鼠 4 只，用 1ml 注射器抽取生理盐水（0.4ml/100g）静脉注射，观察项目同前。

【实验结果】

组别	动物数（只）	剂量	收缩压	舒张压	心率
模型给药组					
模型生理盐水组					
正常生理盐水组					

【注意事项】

操作气管插管时，固定气管套管的粗线要扎紧，以防气管套管脱出。操作颈动脉插管时，最后亦应将动脉套管做适当固定，以保证测压时血液进出套管通畅。

【讨论】

1. 通过本实验，可认为四逆汤是如何实现"回阳救逆"功用的？为什么？

2. 根据四逆汤的功效及临床应用，设计一项有关四逆汤的实验。

实验六 血府逐瘀汤对急性血瘀证小鼠耳廓微循环的影响

【实验目的】

通过观察血府逐瘀汤对急性血瘀证小鼠耳廓微循环细动脉、细静脉口径和毛细血管开放数量的影响，达到揭示其"活血化瘀"功用现代生理学基础的目的。

【实验原理】

血府逐瘀汤出自清代王清任《医林改错》，由当归、生地、桃仁、红花、枳壳、赤芍、柴胡、甘草、桔梗、川芎、牛膝组成。功效活血化瘀，行气止痛。主治上焦胸中血瘀证，症见胸痛头痛，痛如针刺而有定处，胸闷呃逆，失眠不寐，心悸怔忡，或内热瞀闷，急躁易怒；妇人血瘀经闭不行，痛经，肌肤甲错；以及脱疽，眼科云雾移睛，青盲等；舌质暗红，边有瘀斑或瘀点，唇暗或两目暗黑，脉涩或弦紧。现代多用于脑震荡后遗症、高血压、精神分裂症、顽固性头痛、慢性粒细胞性白血病、血栓性静脉炎、眼底出血等属于瘀血内阻，日久不愈者。血瘀证的现代研究表明，血瘀证的病理学基础主要表现为微循环障碍、血液流变性异常、血流动力学障碍等。小鼠尾静脉注射盐酸肾上腺素后能够收缩血管，使耳廓细动脉、细静脉管径显著减小，耳廓毛细血管开放量明显减少，血流速度降低，粒缓流、粒摆流明显增多，从而建立急性血瘀证动物模型。本实验以上述方法复制血瘀证模型，腹腔注射血府逐瘀汤给药干预，进而观察该方对急性血瘀证小鼠耳廓微循环的影响。

【实验对象】

昆明种小鼠，雌雄各半，体重 18 ~ 22g。

【实验材料】

LEICA 医学生物显微镜，显微测微尺，注射器，天平，烧杯，瓷盘，鼠笼，煎药罐等。

100% 血府逐瘀汤液，生理盐水，20% 乌拉坦溶液，0.1% 盐酸肾上腺素（Adr）注射液。

【实验方法】

1. 药品煎煮准备：按原方比例配伍，煎成含生药 1g/ml 的溶液，纱布过滤。

2. 取小鼠 12 只，分成 3 组，每组 4 只，分别称重，并做好标记，分为模型给药组、模型生理盐水组和正常生理盐水组。

3. 模型给药组：小鼠 4 只，尾静脉注射 0.1% 肾上腺素 10ml/kg，同时腹腔注射血府逐瘀汤液 40ml/kg。肌肉注射乌拉坦溶液 7ml/kg 麻醉，以医用胶布轻贴轻拉去耳廓毛，将小鼠腹向下固定在观察台上，调节特制有机玻璃耳托高度，使耳廓平展在耳托上，滴加少许香柏油于耳托和耳廓表面，置显微镜载物台上，在透射光下（冷光源）用 100 倍镜观察。显微测微尺分别测录给药前耳廓微循环细动脉（A）、细静脉（V）血管口径及血流速度情况；记录给药后 20 分钟毛细血管开放数量（毛细血管网交点记数法）。

4. 模型生理盐水组：小白鼠 4 只，尾静脉注射 0.1% 肾上腺素 10ml/kg，同时腹腔注射生理盐水 0.4ml/10g。肌肉注射乌拉坦溶液 7ml/kg 麻醉，以医用胶布轻贴轻拉去耳廓毛，将小鼠腹向下固定在观察台上，调节特制有机玻璃耳托高度，使耳廓平展在耳托上，滴加少许香柏油于耳托和耳廓表面，置显微镜载物台上，在透射光下（冷光源）用 100 倍镜观察小鼠耳廓微循环在注射生理盐水前后的变化，观察项目同血府逐瘀汤组。

5. 正常生理盐水组：小鼠 4 只，用 1ml 注射器抽取生理盐水（0.4ml/10g）腹腔内注射，麻醉、观察项目步骤同血府逐瘀汤组。

【实验结果】

组别	动物数（只）	剂量	A 口径	V 口径	流速	毛细血管开放数量
模型给药组						
模型生理盐水组						
正常生理盐水组						

【注意事项】

腹腔注射时，可让小鼠处于头低位，从而使内脏移向上腹，避免伤及内脏。

【讨论】

1. 通过本实验，可认为血府逐瘀汤是如何实现"活血化瘀"的？为什么？
2. 根据血府逐瘀汤的功效及临床应用，设计一项有关血府逐瘀汤的实验。

实验七　大承气汤及其拆方对小鼠肠管运动的影响（墨汁法）

【实验目的】

通过给小鼠灌胃大承气汤及其拆方，观察给药后药液在肠道内推进的距离及肠容积、重量的变化，以比较大承气汤全方、大黄、生理盐水的作用强度和作用机理，达到了解大承气汤及其拆方对小鼠肠管运动的影响及药效意义的目的。

【实验原理】

大承气汤用大黄配伍芒硝、枳实、厚朴，是寒下之峻剂，具有峻下热结之功。大承气汤给小鼠口服，有刺激肠蠕动加速，肠腔内水分量增加的作用，肠内容物向远端推进速度加快，最终导致腹泻，即泻下。为了便于观察，在各组药液中添加黑色墨水作为指示剂。

【实验对象】

25～30g 小鼠。

【实验材料】

手术剪，眼科镊，直尺，小鼠灌胃针头，1ml 注射器，烧杯，天平，蛙板。
50% 碳素墨水大承气汤水煎液 1g/ml，50% 碳素墨水大黄水煎液，50% 碳素墨水生理盐水溶液，苦味酸液。

【实验方法】

取禁食 10～12 小时的小鼠 30 只，随机分为 3 组，每组 10 只，用苦味酸标记。分别用上述 3 种含墨汁药液以每只 1ml 灌胃。给药 20 分钟后脱颈椎处死，打开腹腔分离肠系膜，剪取上端至贲门，下端至肛门的肠管，置于蛙板上。轻轻将肠管拉成直线，测量肠管长度作为"肠管总长度"。从幽门至墨汁前沿的距离作为墨汁推进百分率；并注意观察各组肠容积是否增大、重量是否改变。

$$墨汁推进率 = \frac{墨汁在肠内推进距离（cm）}{肠管全长（cm）} \times 100\%$$

【实验结果】

将各所得数值填入下表：

组别	肠管总长度（cm）	墨汁推进距离（cm）	墨汁推进率（%）	肠容积	重量
大承气汤组					
单味大黄组					
生理盐水					

【注意事项】

1. 小鼠标记要清楚，用药量要准确。
2. 记录灌药起止时间要准确。灌胃从小鼠口角沿上腭轻轻插入，无阻力落空后，注射药物。

【讨论】

1. 大承气汤峻下热结的功效体现了"釜底抽薪"的治疗法则，其机理是什么？
2. 大承气汤为何要四味药相配？

3. 大承气汤及其拆方在药效上有何区别?

实验八　白虎汤对啤酒酵母致大鼠发热的影响

【实验目的】

通过白虎汤对啤酒酵母致大鼠发热的降温实验,观察给药后大鼠的体温变化情况,达到了解白虎汤对啤酒酵母致大鼠发热的影响及解热药效作用的目的。

【实验原理】

白虎汤为清热泻火的代表方剂,对于阳明热盛或外感热病气分热盛证具有清热泻火、生津止渴的作用。本实验应用注射外源性致热因子啤酒酵母,使机体产生和释放内热原而致动物体温升高,由此观察药物降温作用。

【实验对象】

Wistar 大鼠 12 只,雌雄各半,体重 190~240g。

【实验材料】

肛温计,凡士林。

白虎汤水煎液 1g/ml (生石膏 50g,知母 20g,甘草 5g,粳米 25g);10% 鲜啤酒酵母悬浮液 [新鲜啤酒酵母悬浮液的制备:取新鲜啤酒酵母若干,用生理盐水反复洗涤,经 2 次离心 (3000r/m,20 分钟) 后去上清液,用生理盐水配成 10% 悬浮液]。

【实验方法】

1. 动物分组　大鼠称重、标记后,随机分为白虎汤水煎液和蒸馏水两组,每组 6 只。

2. 正常体温值的取得　未给药前两组动物均先测量正常肛温 2~3 次 (一般为 37.5℃~38℃),取平均值为正常体温。

3. 动物造模　每只大鼠从背部皮下注射 10% 鲜啤酒酵母悬浮液 0.3ml/100g,每隔 1 小时测量 1 次肛温,待体温升高 1℃ 左右时 (需 4~6 小时),即发热模型造模成功。

4. 给药　实验组灌胃白虎汤水煎液 1ml/100g,对照组灌胃等容积蒸馏水。

【实验结果】

1. 给药后每隔 30 分钟测量 1 次肛温,观察体温变化情况,共测至 120 分钟。
2. 将实验观察所得数据经统计学处理后填入下表:

组别	体温变化（℃）					
	正常	致热后	给药后（分钟）			
			30	60	90	120
白虎汤组						
蒸馏水组						

【注意事项】

1. 肛温计涂液体石蜡或凡士林，插入肛门 2cm 至 35℃ 刻度为宜，放置 3 分钟，动物应安静，否则影响体温。

2. 致热后体温上升不到 0.8℃ 的大鼠应剔除。

3. 大鼠体重以 190～240g 为宜，体重过小或过大会对发热刺激反应低。

4. 实验室温度以 20℃～25℃ 为宜。

5. 外源性致热因子种类甚多，常用的有伤寒、副伤寒菌苗，伤寒杆菌或大肠埃希菌内毒素，大肠埃希菌菌液，新鲜牛乳（均静脉注射）等。还有 2,4 - 二硝基苯酚（皮下注射），均有很好的致热作用，一般在注射后 1 小时体温开始升高。可以根据实验条件选用。

6. 关于发热实验的动物选择，最常用家兔，因其发热反应较典型稳定，但大鼠较经济，发热反应也是比较稳定的。

【讨论】

白虎汤对啤酒酵母致大鼠发热有何影响？为什么？

实验九　金铃子散的镇痛作用

【实验目的】

通过金铃子散的镇痛作用实验，观察小鼠的扭体反应情况，达到了解金铃子散镇痛作用并掌握醋酸法测试镇痛药物、比较镇痛效价方法的目的。

【实验原理】

金铃子散由川楝子、延胡索两味药组成，具有行气疏肝、活血止痛之功效，常用于肝郁气滞化火所致的胸腹胁肋诸痛及痛经、疝气痛等证。延胡索中所含延胡索乙素有显著的镇痛、催眠、镇静和安定作用，甲素和丑素的镇痛作用也比较明显，川楝子的不同炮制品有明显的抗炎镇痛作用。本实验通过测定小鼠扭体次数，观测金铃子散的镇痛作用。

【实验对象】

小鼠，雌雄各半，体重 20~35g。

【实验材料】

1ml 注射器 3 支，天平 1 台，鼠笼 2 个。

50% 金铃子散煎出液（经离心沉淀去渣）50ml，0.7% 的冰醋酸溶液，0.9% 的生理盐水 100ml。

【实验方法】

1. 取小鼠 20 只，称重标记，随机分为两组：金铃子散组、生理盐水组，每组 10 只。

2. 金铃子散组与生理盐水组按 0.1ml/10g 的标准灌胃 50% 的金铃子散煎出液与生理盐水，记录给药时间。

3. 40 分钟后按 0.2ml/10g 的标准腹腔注射 0.7% 的冰醋酸溶液致痛。

4. 观测并记录 20 分钟内每只小鼠产生扭体次数。

5. 计算镇痛百分率、扭体抑制率

$$镇痛百分率 = \frac{金铃子散组无扭体反应动物数 - 生理盐水组无扭体反应动物数}{生理盐水组无扭体反应动物数}$$

$$扭体抑制率 = \frac{生理盐水组扭体次数 - 金铃子散组扭体次数}{生理盐水组扭体次数}$$

6. 统计学处理：实验结果以平均数 ± 标准差表示，组间比较采用 t 检验分析。

【实验结果】

组别	动物数	扭体动物数（只）	镇痛百分率（%）	扭体次数（次）	扭体抑制率（%）
生理盐水组					
金铃子散组					

【注意事项】

1. 冰醋酸的注射量要准确，同时要注意避免损伤内脏。
2. 注意组员间的配合，避免扭体次数的漏记。

【讨论】

除了本实验所提及的方法和指标外，有没有其他方法来测试镇痛方药，试设计一则相关实验。

实验十 麻黄汤对正常大鼠足跖汗液分泌的影响（着色法）

【实验目的】

通过麻黄汤对正常大鼠足跖汗液分泌影响的实验，观察大鼠足跖部肉垫上出现的汗点数目，达到了解麻黄汤为发汗之峻剂并掌握发汗强度的观测方法之目的。

【实验原理】

麻黄汤出自《伤寒论》，由麻黄、桂枝、杏仁、炙甘草组成，具有发汗解表的功效，是发汗之峻剂，主治外感风寒表实证。大鼠足跖部肉垫上有丰富的汗腺分布，可利用碘与淀粉遇汗液即可产生紫色改变的机理，观测了解麻黄汤对汗液分泌的影响。

【实验对象】

Wistar 大鼠，雌雄各半，体重 190～240g。

【实验材料】

大鼠固定器，固定架，放大镜。

麻黄汤水煎液（麻黄 9g，桂枝 6g，杏仁 9g，甘草 3g）按常规制备，但需取馏出液，占总药液的 1/5；蒸馏水，无水乙醇，和田－高垣氏试剂（和田－高垣氏试剂的配置方法：A 液：取碘 2g 溶于 100ml 无水乙醇既成；B 液：取可溶性淀粉 50g，蓖麻油 100ml，两者均匀混合即成）。

【实验方法】

取体重相近的成年大鼠，用棉签蘸取无水乙醇轻轻将足跖部污物擦洗干净，称重、编号、随机分组，分别灌服麻黄汤水煎液（1ml/100g）、蒸馏水（1ml/100g）和皮下注射毛果芸香碱溶液（3.5mg/100g），给药后将大鼠分别置入固定器内，仰位固定，暴露双后肢（为避免后肢缩回固定器内，可用胶布条轻轻地将其双后肢固定在固定器上）。给药 30 分钟时将各组大鼠足跖部原有的和由于固定时挣扎所致的汗液用干棉签轻轻拭干，于大鼠足跖部皮肤涂上和田－高垣氏试剂 A 液，待充分干燥后，再薄薄涂上 B 液，然后肉眼或用放大镜仔细观察深紫色着色点（即汗点）出现的时间、颜色和数量，待汗点出现后，继续观察 20 分钟，每 5～10 分钟记录一次，实验结束后将数据进行统计学处理，即可比较各组间的差异。

【实验结果】

组别	剂量	给药途径	给药 1 小时汗点出现数目
麻黄汤水煎液组			
毛果芸香碱组			
蒸馏水组			

【注意事项】

1. 本实验宜在恒温、恒湿条件下进行，室温控制在 26℃ ±1℃。

2. 实验前最好先将大鼠进行进鼠筒训练，固定大鼠时，操作应轻柔，尽量避免挣扎出汗。

3. 观测汗点出现时间，在一次实验中应一致。

4. 大鼠足跖部汗腺主要分布在足跖肉垫上，足跖关节也有分布，足掌心则缺乏。

5. 为加强药效，在给药 1 小时后可加强一次。

6. 本实验也可用小鼠进行。

【讨论】

麻黄汤对正常大鼠足跖部汗液的分泌有何影响？为什么？

实验十一　五苓散对大鼠的利尿作用

【实验目的】

通过五苓散对大鼠的利尿作用实验，观察大鼠给药后的尿量情况，从而证实五苓散的利尿作用，加深对五苓散功效的理解，提高对成方应用的能力。

【实验原理】

五苓散由猪苓、泽泻、白术、茯苓、桂枝五味药组成，具有利水渗湿、温阳化气的功效。常用于蓄水证、水湿内停证和痰饮等证的治疗。因五苓散能增加肾小球的滤过率或影响肾小管重吸收、分泌和排泄，从而使尿量增加，达到利尿的作用。本实验用代谢笼法收集大鼠用药后的尿量，观察五苓散的利尿作用。

【实验对象】

Wistar 大鼠，雌雄各半，体重 190 ~ 240g。

【实验材料】

代谢笼，注射器，大鼠灌胃针头，药物天平，小烧杯（50ml）或量筒（25ml 或

50ml）。

五苓散水煎液 2g/ml（茯苓 9g，猪苓、泽泻各 15g，白术 9g，桂枝 6g，水煎 30 分钟，过滤；药渣再煮 2 次，滤过，合并滤液，水浴浓缩至所需浓度）。

【实验方法】

1. 把大鼠分为对照组和给药组。各鼠按 2ml/100g 生理盐水腹腔注射，并轻压下腹部使膀胱排空。

2. 给药组以 2ml/100g 五苓散水煎液灌胃，对照组给予等容量的生理盐水。立即将大鼠放入代谢笼内（每只 200g 以下的动物，一个笼可放同组动物 2~3 只），60 分钟后开始收集各组动物的尿量共 3 次，每次 60 分钟。

3. 将两组大鼠相应时间内尿量的均值进行组间比较，做统计学处理。

【实验结果】

将各实验数据填入下表中：

组别	动物数	平均尿量（ml）		
		60 分钟	120 分钟	180 分钟
给药组				
对照组				

【注意事项】

1. 代谢笼有多种，如有机玻璃代谢笼、细网笼底代谢笼、简式粪尿分离代谢笼。若无代谢笼可用普通鼠笼配以漏斗和量筒代替。

2. 本实验亦可用小鼠，但体重要在 25g 以上，实验前各鼠用 0.3ml/10g 生理盐水灌胃，进行给水负荷。

3. 尿量一般在给药后 60 分钟后开始增多，但要在 180 分钟才最显著。

【讨论】

五苓散的利尿作用怎样？以此实验为基础，欲对其进行利尿机制的探究，你能设计一个相关实验吗？

第六章　中医各家学说实验

实验一　探讨孙思邈美容思想和美容方法对中医美容的意义

【实验目的】

1. 阐明孙思邈美容用药的一般特点和规律。
2. 探讨孙思邈美容思想和美容方法对中医美容的意义。

【实验原理】

孙思邈，号真人，京兆华原（今陕西省耀县）人，初唐著名医药学家，学识渊博，医德高尚，技艺精湛，著有《备急千金要方》和《千金翼方》两书。孙氏总结了前人的成就，结合自己临床实践的积累，在《备急千金要方》中专辟"面药"一篇，在《千金翼方》中专辟"妇人面药"一篇，有论有方，条分缕析，其载述之详，处方之多，均为唐以前医籍所未见。其中《千金要方·七窍病》《千金翼方·妇人方》中共载约100首外用面部"悦泽方"，如膏脂剂"面脂主悦泽人面耐老方"，敷涂剂"治人面黑，肤色粗糙，皮厚状丑方"。约30首治身臭口臭的熏衣方、含咽方，如"五香丸"。还有16首治脱发外用剂。这些均属于医疗美容、保健美容范围，为后世中医美容学术的发展起到了承前启后的作用。

【实验方法】

1. 组织学生分成几个学习小组，为合作学习确立基本规则。
2. 学生与老师讨论后对问题解决的目标达成共识，小组内部应确定学生课后利用相关文献资料（图书馆藏书、网络资源等）查找其著作中面药方，对其方进行分析，统计面药方包含内服方、外治方各多少首。以面药方中外治方为研究对象，计算使用次数10次以上的药物有多少种，分别是哪些药物，并总结其功效主治，试归纳其用药特点。

3. 将孙思邈的美容方法进行总结，试述孙思邈的美容组方特点，探讨其美容思想和美容方法对现代保健美容的意义。

4. 小组成员分工调研、查找资料，经讨论后得出结论，撰写论文。

实验二 吴有性《温疫论》和现代流行性传染病的关系

【实验目的】

1. 掌握吴有性对温疫的病因、病机的认识。
2. 掌握吴有性对温疫不同阶段的治疗方法及所用方药。
3. 试述吴有性《温疫论》和现代传染病的关系。

【实验原理】

温疫学派医家吴有性指出："温疫之为病，非风、非寒、非暑、非湿，乃天地间别有一种异气所感。"其与伤寒有霄壤之别，在病因、病机、辨证、治疗等方面进行了详细探讨，著成我国第一部温疫学专著《温疫论》，最早明确提出疫病的病因、发病规律、传变及其治疗，为我国传染病学的发展作出了杰出的贡献。

吴有性认为温疫既不是外感六淫的四时主气为病，又不属于"非其时而有其气"的四时不正之气为病，它是"杂气"而致的时行病。因气是物质的，杂气为存在于天地间的物质性致病因子，其特点是既看不到又摸不着，杂气致病有强烈的传染性和流行性，触之者即病，有沿门阖户，众人相同的症状特征；在疾病传变上，根据疫邪在膜原（半表半里）的特殊位置，提出了表、里分传的观点；在治疗上创立疏利透达、表里分消诸法，推崇攻下以逐邪，重视扶正以养阴。其将温疫与伤寒进行鉴别，使之单成为一门，为温病学的形成奠定了一定基础，对促进中医学的发展贡献非凡。

【实验方法】

1. 利用所学的温病学相关知识及吴有性的温疫理论，联系非典、甲型流感等现实问题，可从中医病因病机学、微生物学、流行病学、中西医结合治疗角度考察中医疫病与现代流行性传染病的关系。

2. 要求学生独立自主查阅相关文献，完成综述论文一篇。

实验三 情志致病"恐伤肾"的实验研究

【实验目的】

利用猫吓鼠的方法，制备"恐伤肾"的小鼠肾虚模型。观察肾虚小鼠睾丸（卵巢）、肾上腺、脑垂体的形态学变化，肾虚孕鼠的产仔情况，从而探讨惊恐导致肾虚证对机体的影响。

【实验原理】

中医认为七情太过可致病，如"喜伤心"、"怒伤肝"、"思伤脾"、"忧伤肺"、"恐伤肾"。"恐伤肾"指恐惧过度则消耗肾气，使精气下陷不能上升，升降失调而出现大小便失禁、遗精、滑泄等症，严重的会发生精神错乱等症。《灵枢·本神》曰："恐惧而不解则伤精……精时自下。"张景岳认为："七情伤肾，恐亦居多，盖恐畏在心，肾则受之。"其发病机制与精神刺激的应激导致神经内分泌紊乱有关。研究发现，"恐伤肾"的病理改变主要在垂体-性腺轴。本模型属中医的病因学肾虚模型。

【实验对象】

昆明种小鼠，雌雄各半，体重 18 ~ 22g；成年猫。

【实验材料】

形态学常规试剂、器材 1 套；猫、鼠专用大套笼 2 只；天平、显微镜各 1 台。

【实验方法】

1. 先将雌、雄小鼠 1：1 合笼，使其进行交配，雌鼠受孕。4 天后，雌、雄小鼠分笼饲养。

2. 动物分组：实验分 4 组，雌、雄各 2 组：雄性正常组、雄性肾虚组、孕鼠正常组、孕鼠肾虚组，每组 12 只，养在一笼内。正常组常规饲养。

3. 雌、雄肾虚组各与一只猫养在同一套笼内，猫与鼠仅一网之隔，使猫与鼠对视。每天上、下午各拿一只非实验活鼠喂猫示众，使鼠感受恐怖场面，直至小鼠出生为止，约 14 天。

4. 处死各组动物，分别取睾丸、卵巢、肾上腺、脑垂体称重并制作形态学标本。

5. 观察母鼠产仔情况：每鼠产仔率、产仔时间、产仔数、仔鼠窝重、仔鼠平均体重。

6. 实验资料统计分析。

【实验结果】

1. 睾丸、卵巢、肾上腺、脑垂体重量及病理学检查。
2. 每鼠产仔率、产仔时间、产仔数、仔鼠窝重、仔鼠平均体重。

【注意事项】

1. 选用健康成年昆明种小鼠，将小鼠于实验室饲养适应 1 周后再随机分组。
2. 以颈椎脱臼法处死全部小鼠，迅速剖腹摘取睾丸与卵巢，打开颅腔切取脑垂体，剔去脂肪等组织，用滤纸吸干水分，用天平称重。

【讨论】

1. "恐伤肾" 引起神经内分泌系统紊乱的发病机制。

2. 根据实验原理，在上述实验中请自行设计 1~2 个与肾虚有关的观察指标。

实验四　李杲补中益气汤补气健脾作用观察

【实验目的】

通过观察补中益气汤对小鼠肌力、耐力的影响，从而探讨该方补中益气、增强四肢肌肉与强壮机体的作用机制。

【实验原理】

补中益气汤为金元时期李杲的名方，首载于《脾胃论》。原用于饮食劳伤，脾胃气虚，内伤热中证。目前临床多用于气虚下陷之证，如胃下垂、脱肛、子宫脱垂、重症肌无力等。因脾主四肢、肌肉，若脾胃气虚，则四肢、肌肉承受水谷精微无由，故可导致四肢软弱无力，神疲乏力。本方补气健脾，升提阳气。通过本实验可以证明补中益气汤具有补益脾胃，增强四肢肌肉与强壮机体的作用。

【实验对象】

雄性昆明种小鼠 30 只，体重 18~22g。

【实验材料】

天平，广口瓶，秒表，灌胃器；补中益气汤水煎液，生理盐水。

【实验方法】

1. 按随机分组法将昆明种小鼠 30 只分 2 组：补中益气汤组、生理盐水组。

2. 长期喂养：补中益气汤组给予补中益气汤水煎液，生理盐水组给予生理盐水，灌胃剂量均为 0.2ml/10g，每日 2 次，连续 3 周。

3. 实验时标记小鼠，同时将其放入盛满水的盆内游泳，计算其沉没时间。

【实验结果】

组别	游泳时间（秒）
补中益气汤组	
生理盐水组	

【注意事项】

1. 每一游泳箱一次放入的小鼠不宜过多，否则相互挤靠，影响实验结果。

2. 水温对小鼠的游泳时间有明显的影响，因此要求各组水温控制一致，每一批小鼠下水之前都应测量水温，水温以 25℃ 为宜，如果过低可能引起小鼠痉挛，影响实验结果；过高（30℃）则游泳时间太长，不便于操作。

【讨论】

联系中医理论，谈谈补中益气汤对增强肌力的作用原理。

实验五　刘完素寒凉为主的治疗方法对胃肠道的影响

【实验目的】

通过测定 50% 碳素墨水的大黄水煎液在胃肠道的移动速度，观察苦寒药物大黄对小鼠肠道运动的影响及小肠黏膜形态学改变情况。

【实验原理】

刘完素提出"六气皆能火化"，主张寒凉泻火。朱丹溪承其学，自立门户，开创"滋阴派"，提出"阳常有余，阴常不足"，因其亲传弟子及私淑弟子众多，丹溪学派的影响力较大。直至明代，医家多喜用寒凉，医界出现苦寒时弊，张景岳、赵献可等医家反对滥用苦寒，主张温补，形成温补学派。那么过多使用寒凉药物对人体肠胃是否会造成伤害呢？

大黄为苦寒泻下之品，善荡涤肠胃、峻下实热，有攻积导滞，除痰逐水的功效。实验选用苦寒药物大黄，实验对象为小鼠，观察过多使用大黄是否会对小鼠模型造成伤害。

【实验对象】

小鼠（雌雄各半），体重 18～25g。

【实验材料】

手术剪，眼科镊，直尺，小鼠灌胃针头，1ml 注射器，烧杯，蛙板等。
100% 大黄水煎液，生理盐水，50% 碳素墨水，10% 甲醛。

【实验方法】

1. 药品煎煮准备：大黄煎水，煎成含生药 1g/ml 的溶液，纱布过滤。

2. 取小鼠8只，分成两组，每组4只，分别称重，并做好标记，随机分为空白对照组和大黄水煎液组。

3. 两组分别予以50%碳素墨水生理盐水溶液、50%碳素墨水大黄水煎液，每只1ml灌胃。

4. 给药20分钟后脱颈椎处死，打开腹腔分离肠系膜，剪取上端至贲门，下端至肛门的肠管，置于蛙板上。轻轻将肠管拉成直线，测量肠管长度作为"肠管总长度"。从幽门至墨汁前沿的距离作为墨汁推进百分率；并注意观察各组容积是否增大、重量是否改变。

5. 计算每只小鼠墨汁推进率，比较两组结果的差异。

$$墨汁推进率 = \frac{墨汁在肠内推进距离（cm）}{肠管总长度（cm）} \times 100\%$$

6. 处死动物后，取空肠1cm组织，用10%甲醛固定，送检，做切片HE染色，于光学显微镜下观察小鼠小肠黏膜形态结构。

【实验结果】

1. 大黄对小白鼠肠道运动的影响

组别	动物数	肠管总长度（cm）	墨汁推进距离（cm）	墨汁推进率（%）
大黄水煎液组				
空白对照组				

2. 空白对照组和大黄水煎液组小肠黏膜形态学改变情况。

【注意事项】

1. 给药与处死动物的间隔时间必须严格遵守。

2. 剪取肠管避免过度牵拉，否则影响测量长度的准确性。

【讨论】

1. 苦寒药物大黄能否对肠胃造成伤害？探讨其泻下作用机制。

2. 掌握河间学派、丹溪学派、温补学派学术渊源关系。

实验六　单纯补脾阳、单纯养胃阴和脾胃兼顾的方剂对小鼠进食量的实验观察

【实验目的】

试揭示叶天士的脾胃分论和胃阴学说比李东垣的单纯补脾升阳之说的先进之处，通

过观察补中益气汤、加减麦门冬汤、补中益气汤合加减麦门冬汤对厌食模型小鼠进食量的变化，探讨单纯补脾阳、单纯养胃阴和脾胃兼顾的治法对小鼠脾胃功能的影响。

【实验原理】

叶天士对李东垣"脾胃内伤，百病由生"的观点极为推崇，在临证辨治疾病中较为重视脾胃。其一方面继承了李东垣补脾升阳之说，对脾阳不足证常用东垣方加减；另一方面，叶氏认为东垣脾胃学说，强调益气升阳，适用于脾胃气虚、脾失健运、清阳不升之证，而不宜治胃。其在继承李东垣学说的基础上，更阐述了脾胃分治之理，创造性地提出了胃阴学说，补充发展了东垣脾胃学说。他倡导以甘平甘凉濡润为主的养胃阴之法，弥补了东垣详于治脾，略于治胃，重在温补，不及养阴的不足。补中益气汤由黄芪、人参、白术、陈皮、当归、升麻、柴胡、炙甘草组成，具有补中益气，升阳举陷功效。加减麦门冬汤由沙参、麦冬、扁豆、石斛、粳米、甘草组成，具有养阴滋液之功效。

【实验对象】

小鼠（雌雄各半），体重 18～25g。

【实验材料】

小鼠灌胃针头，1ml 注射器，烧杯，天平，小鼠笼，电子天平等。
补中益气汤水煎液，加减麦门冬汤水煎液，生理盐水，大黄水煎液，苦味酸。

【实验方法】

1. 取小鼠 40 只，随机分成 4 组，即补中益气汤组、加减麦门冬汤组、补中益气汤合加减麦门冬汤组、对照组，每组 10 只，给药组的小鼠背部涂上苦味酸以做标记。

2. 造模：分别给补中益气汤组、加减麦门冬汤组、补中益气汤合加减麦门冬汤组用等量大黄水煎液每只 1ml 灌胃，连续 7 天，每天 1 次，建立厌食模型。

3. 分别记录 4 组小鼠每天进食量。

4. 给药方法：对照组、补中益气汤组、加减麦门冬汤及补中益气汤合加减麦门冬汤组分别予以生理盐水、补中益气汤水煎液、加减麦门冬汤水煎液、补中益气汤合加减麦门冬汤水煎液，每天 0.2ml/10g 灌胃 1 周。

5. 一般状况的观察：观察小鼠反应、体毛、活动、大便等情况。

6. 再次记录 4 组小鼠进食情况，比较其食欲恢复情况。

【实验结果】

1. 大黄灌胃后小鼠进食量

组别	补中益气汤组	加减麦门冬汤组	补中益气汤合加减麦门冬汤组	对照组
进食量				

2. 用药后小鼠进食量

组别	补中益气汤组	加减麦门冬汤组	补中益气汤合加减麦门冬汤组	对照组
进食量				

【注意事项】

本模型要求相对较长的造模时间，宏观症状要比较典型，同时又不能出现大黄过量，导致脾虚证不应有的表现或致小鼠死亡。

【讨论】

1. 通过观察补中益气汤、加减麦门冬汤、补中益气汤合加减麦门冬汤对小鼠一般情况及进食量的影响，能否反映脾胃兼治优于单独治疗脾阳虚或胃阴虚？

2. 试论述叶天士的脾胃分论、胃阴学说与李东垣脾胃学说的学术渊源及异同。

实验七 张从正"以通为补"治法探析——大承气汤、白参对小鼠胃排空和小肠推进情况的实验观察

【实验目的】

通过观察大承气汤、白参对小鼠胃排空和小肠推进情况的影响，探讨泻下法及补气法对胃肠功能紊乱的调节机制，探究张从正"以通为补"的治疗效果。

【实验原理】

张从正创立"攻邪论"，提出"病由邪生，攻邪已病"，用药主"攻"，善用汗、吐、下三法治病，为人所共知。他曾说："吐中自有汗，下中自有补，岂不信然。"其"以通为补"的论述，别具一格，与中医学的主流学派认识却有一定差异。若是如他所言，泻下剂"大承气汤"、"十枣汤"之类亦可成为补益剂。

【实验对象】

小鼠（雌雄各半），体重 18~25g。

【实验材料】

手术剪，眼科镊，直尺，小鼠灌胃针头，1ml 注射器，烧杯，天平，蛙板等。

大承气汤水煎液，白参水煎液，生理盐水，苦味酸，活性炭末，羧甲基纤维素钠。

【实验方法】

1. 取禁食 10～12 小时的 30 只小鼠，随机分为 3 组，每组 10 只，用苦味酸标记。

2. 制备营养性半固体糊：取羧甲基纤维素钠 10g，溶于 250ml 蒸馏水中，分别加入奶粉 16g，糖 8g，淀粉 8g，活性炭末 2g，搅拌均匀，配制成 300ml 的黑色半固体糊状物，冰箱冷藏，用时恢复至室温。

3. 分别用含营养性半固体糊的大承气汤水煎液、白参水煎液、生理盐水溶液每只 1ml 灌胃。给药 20 分钟后 10% 水合氯醛麻醉。打开腹腔，结扎幽门和贲门，取出胃，用滤纸擦干后称全重，然后沿胃大弯剪开胃体，洗去胃内容物后擦干，称净重，以胃全重和胃净重之差为胃内残留物质量，计算胃内残留物占所灌半固体糊质量百分比为胃内残留率。

4. 同时迅速取出小肠，测量黑色半固体糊前沿至幽门距离（小肠推进长度）和幽门至回盲部距离（小肠总长度），按下列公式计算半固体糊推进百分率，即小肠推进率。

$$半固体糊推进百分率 = \frac{黑色半固体糊推进长度（cm）}{小肠总长度（cm）} \times 100\%$$

【实验结果】

计算胃内残留率和小肠推进率。

【注意事项】

剪取肠管避免过度牵拉，否则影响测量长度的准确性。

【讨论】

1. 本实验选取苦寒泻下剂大承气汤与补气药白参煎液，对小鼠胃肠运动的影响是否相同？探讨泻下法及补气法对胃肠功能紊乱的调节机制。

2. 谈谈对张从正"以通为补"的看法。

实验八　钱乙七味白术散对小鼠胃肠动力的实验观察

【实验目的】

通过观察七味白术散对正常动物和脾虚腹泻模型动物胃肠动力的影响，探讨该方对胃肠动力影响的作用机制。

【实验原理】

北宋儿科大家钱乙在前人基础上阐发小儿生理病理特点，初步建立了五脏辨治体系，使中医儿科学初具规模。其善师古法而化裁成方，并创制了许多新方。钱乙临证处方用药以调理脾胃升降功能为重点，善以升举清阳治脾、通降逆气治胃。钱乙创制七味白术散以治小儿脾胃久虚、吐泻频作、津液内耗、中气下陷之证，方中用四君子汤补土治脾胃虚弱为本，用葛根升清止泻，用藿香、木香芬芳悦脾以振奋脾胃气机，利于下陷中气升提，脾胃之气得复，诸证因之而愈。

【实验对象】

小鼠（雌雄各半），体重 18～25g。

【实验材料】

小鼠灌胃针头，1ml 注射器，电子天平等。

七味白术散水煎液（生药含量 1g/ml），番泻叶水煎液（生药含量 3g/ml），生理盐水，50% 碳素墨水，吗丁啉，易蒙停。

【实验方法】

1. 对正常小鼠小肠推进的影响　将小鼠随机分成空白对照组、阳性对照组、七味白术散水煎液组，每组各 10 只。各组分别灌胃生理盐水、0.2% 吗丁啉药液、七味白术散水煎液 0.2ml/10g。给药 30 分钟后，灌入碳素墨汁，30 分钟后脱颈椎处死动物。剖腹，自幽门至回盲部取出完整的小肠。不加牵引平铺于木板上，测其全长并记录墨汁在小肠中移动的距离，按下列公式计算胃排空墨汁的百分率，即胃肠推进率。

$$胃肠推进率 = \frac{墨汁在小肠中的推进距离（cm）}{小肠全长（cm）} \times 100\%$$

2. 对腹泻小鼠小肠推进的影响　取小鼠随机分成空白对照组、模型对照组、阳性对照组、七味白术散水煎液组，每组各 10 只。除空白对照组外，其余各组均给予番泻叶水煎液 0.2ml/10g。造模后 30 分钟，各组分别灌胃生理盐水、0.133% 易蒙停药液、七味白术散水煎液0.2ml/10g。记录给药后2小时内动物大便颗粒数、稀便数量并分级，分级标准为：Ⅰ级：稀便直径小于0.5cm，Ⅱ级：稀便直径0.5~1cm，Ⅲ级：稀便直径1~1.5cm，Ⅳ级：稀便直径超过>1.5cm。

【实验结果】

1. 对正常小鼠小肠推进的影响

	空白对照组	阳性对照组	七味白术散水煎液组
墨汁移动的距离（cm）			

2. 对腹泻小白鼠小肠推进的影响

	空白对照组	模型对照组	阳性对照组	七味白术散水煎液组
稀便数量及分级				

【注意事项】

1. 给药与处死动物的间隔时间必须严格遵守。
2. 剪取肠管避免过度牵拉，否则影响测量长度的准确性。

【讨论】

探讨七味白术散对小鼠胃肠动力影响的作用机制。

实验九　李杲当归补血汤对放血法致小鼠血虚的防治作用

【实验目的】

通过实验学习"血虚"证动物模型的制备方法，深入理解当归补血汤对"血虚"证的作用。

【实验原理】

李杲在《黄帝内经》《难经》脾胃理论的指导下，在其师张元素脏腑辨证说的影响下，系统深入地阐述了中医学的脾胃学说，提出"内伤脾胃，百病由生"的论点，对诸多疾病从脾胃论治。其代表著作有《脾胃论》《内外伤辨惑论》和《兰室秘藏》等，李杲留给我们诸多经典名方，如补中益气汤、朱砂安神丸、清暑益气汤等。当归补血汤源于李杲《内外伤辨惑论》，为临床常用补血方剂之一，由黄芪和当归两味药以5:1比例组成，具有益气生血功效，多用于治疗劳倦内伤、气血虚、阳浮于外之虚热证，本方现代主要用于治疗贫血、白细胞减少证及对抗化疗副作用等。中医理论认为，有形之血生于无形之气，重用黄芪大补脾肺之气，以资气血生化之源；当归养血和营，如此则阳生阴长，气旺血生，是当归补血汤的配伍特色。

【实验对象】

雄性小鼠 30 只，体重 18 ~ 22g。

【实验材料】

2ml 注射器，天平，吸管，吸球，移液器，血红蛋白吸管，洁净纱布、试管，灌胃针头，离心机，恒温箱，分光光度计，流式细胞仪，自动血球计数仪。

当归补血汤煎剂（生药含量 1g/ml），生理盐水。

【实验方法】

1. 造模：将小鼠随机分成 3 组：正常组、对照组、用药组，每组 10 只，均在天平上称重，喂以普通饲料，自由饮水。对照组和用药组自造模之日起隔日由后眼眶静脉丛取血 0.4ml，正常组不做任何处理，持续 15 天，制成血虚证模型。

2. 给药：放血后，用药组给予当归补血汤煎剂 0.5ml/20mg 灌胃，正常组、对照组则给予等体积的生理盐水，每日 1 次，持续 7 天。

3. 实验第 8 天，麻醉小鼠，打开腹腔，于腹主动脉取血。

4. 采用碱化血红蛋白光电比色法测定血红蛋白含量：

（1）配置碱化血红蛋白标准液：硫酸铬钾 11.61g、无水硫酸钴 13.10g、重铬酸钾 0.69g、0.5mol/L 硫酸 1.8ml、蒸馏水 500ml。将上述溶液加热至沸，待全部溶解后冷却至室温，再加蒸馏水至 2000ml。此标准液按 1:200 稀释时，相当于含血红蛋白 160g/L。此液应该在比色前煮沸 3 分钟，冷后比色，用后即弃去。

（2）用刻度吸管准确吸取 0.1mol/L 氢氧化钠溶液 4ml 于试管中。

（3）用血红蛋白吸管取血 20μl，放入上述试管中，充分摇匀，室温中放置 15 分钟，倒入测定管中。

（4）以等量 0.1mol/L 氢氧化钠溶液作空白对照，选用 520nm 的绿色滤光板，调整吸光度至零点。

（5）分别读取标准液以及待测标本的吸光度，从两者的比值求出待测标本的血红蛋白的浓度。

5. 脏器称重：取脾脏在天平上称重。

【实验结果】

组别	动物数	血红蛋白（g/L）	脾重量
正常组			
对照组			
用药组			

【注意事项】

1. 取血前，可给小鼠喂点水。

2. 采血者的左手拇、食两指从背部较紧地握住小鼠的颈部，应防止动物窒息。

3. 若穿刺适当血液能自然流入毛细管中，当得到所需的血量后，即除去加于颈部的压力，同时将采血器拔出，以防止术后穿刺孔出血。

【讨论】

1. 根据已学知识，自行设计一个"血虚"证动物模型。

2. 探讨当归补血汤在补益气血方面的作用机制。

第七章　内经实验

实验一　小鼠"阳虚"证模型的制备与观察

【实验目的】

学习用氢化可的松制作"阳虚"证模型的方法，并观察其耐寒耐疲劳情况。

【实验原理】

《内经》非常重视人体阳气的作用，《素问·生气通天论》着重阐释了阳气的重要性、阳气的功能及阳气受损后出现的各种病理情况，认为阳气有抗邪、温养、激发机体代谢机能的作用，阳气受损则会出现全身机能降低、代谢下降、体温降低、活动减少、反应迟钝、畏寒、身体蜷缩等症状。

　　氢化可的松诱导制作阳虚模型，为目前较为常用的制造"阳虚"证模型的方法，利用的是激素的生理效应。当糖皮质激素突然停用，下丘脑－垂体－肾上腺皮质轴的抑制状态即暴露出来，机体对外界环境变化的应激、适应能力显著下降，水、电解质代谢失调，从而出现一系列的阳虚表现。

【实验对象】

雄性小鼠，体重 25～30g。

【实验材料】

天平，小鼠笼，量筒，秒表，小镊子。
醋酸氢化可的松，生理盐水，苦味酸。

【实验方法】

1. 将小鼠分成正常组和模型组，做好标记。

2. 造模：模型组每日每只小鼠臀部注射醋酸氢化可的松，剂量为 20mg/kg，共注射 7 天（醋酸氢化可的松以生理盐水稀释成 0.1ml）。正常组每日每只小鼠注射生理盐水

0.1ml，共 7 天。

3. 观察小鼠在注射醋酸氢化可的松后的体征表现（造模小鼠在注射后可逐渐出现萎靡不振、竖毛、拱背少动、反应迟钝等现象）。

4. 冰水实验：将两组小鼠同时放入 4℃ 冰水中，计算其在冰水中游泳疲劳死亡的时间。

【实验结果】

观察比较两组小鼠在冰水中游泳疲劳死亡时间的差异。

【注意事项】

醋酸氢化可的松每次注射前摇匀。

【讨论】

1. 为何"阳虚"小鼠的冰水游泳疲劳时间比正常小鼠短？
2. 氢化可的松致"阳虚"证的机理。

实验二　过食酸味药对正常大鼠一般情况的影响

【实验目的】

1. 掌握大鼠灌胃的实验技能。
2. 观察过食酸味药山茱萸对正常大鼠体重、毛发、进食量、粪便等一般情况的影响。

【实验原理】

酸为中药药性"五味"之一，是指味酸性敛一类的药物。《内经》记载"酸生肝"、"肝欲酸"，表明酸味喜入肝，而肝对酸味有偏嗜。《素问·生气通天论》又云："味过于酸，肝气以津，脾气乃绝。"认为酸味药入肝，长期过量的服食，可导致肝气过于亢盛，久则必横逆乘脾，损伤脾气。

本实验选用酸味药山茱萸，探讨过食酸味药对正常机体的影响。山茱萸其味酸、涩，微温，归肝、肾经。《药品化义》中认为："山茱萸，滋阴益血……为补肝助胆良品。"《医学衷中参西录》亦云："山茱萸得木气最厚。"现代研究表明，山茱萸水煎液 pH 值在 3~4 之间。通过本实验可为《内经》"味过于酸，肝气以津，脾气乃绝"的观点提供实验依据，为饮食保健及临床用药提供参考。

【实验对象】

清洁级 SD 大鼠 24 只，雌雄各半，体重 200±20g。

【实验材料】

天平，量筒，小镊子。
山茱萸饮片，苦味酸。

【实验方法】

1. 动物分组 大鼠随机分为 3 组，即空白对照组、山茱萸低剂量组和高剂量组，每组各 8 只大鼠，雌雄各半。

2. 药物制备 参照 1990 版《药典》"制剂通则"项，取山茱萸饮片 5kg 置煎药机内，加水适量，浸泡 1 小时，水煎煮，第 1 次 6 倍水，煎煮 1 小时；第 2 次 3 倍水，煎煮 1 小时。取两次水煎液混合，浓缩至浓度为 1.6g/ml 的药液冷藏备用。

3. 给药方法 以 70kg 成人临床剂量 9g/d 与 200g 大鼠体表面积换算比值换算出大鼠每天用量，以此作为大鼠临床等效剂量，低、高剂量分别为 4.1g/kg 和 12.3g/kg，相当于临床等效剂量的 5 倍、15 倍。灌胃给药，低、高剂量组灌胃山茱萸水煎液，灌胃体积为每 100g 大鼠灌胃 1ml，则低、高剂量组的灌胃药液浓度为 0.41g/ml 和 1.23g/ml（使用时，将备用药液稀释至此浓度）；空白对照组灌胃等体积蒸馏水。每天 1 次，连续灌胃 2 周。

4. 一般情况记录 给药期间观察记录大鼠体重、进食量、活动度、大便性状等一般情况。

5. 统计学分析 计量资料用 $\bar{x} \pm s$ 表示。用 SPSS 13.0 软件进行统计学处理，多组间比较用单因素方差分析，组间两两比较方差齐时用 LSD 检验，方差不齐时，用 Dunnett's T_3 检验。

【实验结果】

观察比较三组大鼠体重、毛发、进食量、活动度、大便性状的差异。

【注意事项】

高剂量组药物浓度较高，灌胃时有一定阻力，注意控制力度，避免损伤动物食道。

【讨论】

1. 过食酸味药对正常机体会产生什么样的影响？
2. 实验结果和《内经》过食酸影响肝脾的理论有怎样的联系？

实验三　风湿性关节炎（痹证）中医证型分布的回顾性研究及风寒湿邪在该病发病中的作用

【实验目的】

研究风湿性关节炎的中医证型分布情况，揭示其证候分布规律，并观察风寒湿邪在该病发病中的作用。

【实验原理】

风湿性关节炎属于中医"痹证"范畴。《素问·痹论》指出："风寒湿三气杂至，合而为痹也。"认为痹证的发生，风寒湿邪在其中起到了重要的作用。

【实验方法】

1. 制定文献纳入标准和排除标准

（1）纳入标准：选择符合风湿性关节炎诊断标准、具有明确辨证分型的临床研究文献，包括期刊和书籍。

（2）排除标准：除综述、理论探讨，个案报道及动物实验类文献；无明确中医辨证分型的文献。对于一稿多投或同一作者发表的临床资料完全相同的数篇文章，只纳入1篇。

2. 确定检索词和检索数据库

（1）检索词：包括"风湿性关节炎"、"中医药疗法"、"中西医结合疗法"、"中医"、"辨证"、"证型"等，通过主题词、关键词、摘要和全文等多个字段进行检索查找。

（2）通过计算机检索中文科技期刊数据库、万方医药期刊全文数据库、中国生物医学文献数据库、中国优秀博硕士学位论文全文数据库、中国学位论文全文数据库、中国重要会议论文全文数据库。

3. 通过计算机检索或手工检索　近15年来国内有关中医药治疗风湿性关节炎的临床研究文献。

4. 文献评价　通过阅读篇名和摘要，初步筛选出中医药治疗风湿性关节炎临床文献中涉及中医辨证论治的相关文献。进一步逐篇阅读，按照排除标准，剔除综述、理论探讨、个案报道和专方专药治疗本病的文献，最后对符合标准的文献纳入研究。

5. 数据库的建立和数据统计分析　对纳入研究的文献进行证型的种类、各证型的病例数分布等分析，建立数据库。为避免偏倚，由两人分别独立进行数据录入。数据录入后进行核对，无误后进行统计分析。证型统计主要采用频数分析。

【实验结果】

1. 涉及的文献总数量、总病例数、证型数量和种类。
2. 各证型出现频次排序情况。
3. 涉及风寒湿邪的证型数量和种类，以及病例数。

【注意事项】

文献收集时注意严格按照纳入标准和排除标准进行。

【讨论】

1. 通过本研究，揭示风湿性关节炎中医证型分布情况有怎样的规律？
2. 风湿性关节炎发病涉及哪些发病因素？
3. 风寒湿邪与风湿性关节炎的发病有何关系？

实验四 《内经》条文在金元四大家著作中引用情况的统计与分析

【实验目的】

统计与分析金元四大家著作对《内经》条文的引用情况，研究金元时期学术思想对《内经》理论的继承与发挥。

【实验原理】

《内经》是中医学的奠基之作，对后世中医学的发展和创新产生了深远影响。金元时期是中医理论极大丰富的时期，为后世留下了大量著作。这些著作成为研究金元医家临床诊疗过程、理法方药运用乃至学术思想的宝贵资料。这些著作中有大量对《内经》条文的引用，这些引用反映了各医家对这些条文的具体理解、体会和运用。因此，通过统计、分析金元四大家著作中引用《内经》条文的情况，从而探讨《内经》理论对金元四大家学术思想形成的影响，无论是对于《内经》的研究，还是对于金元时期学术思想的研究，都是有意义的。

【实验方法】

1. 著作收集 所收集著作必须是学界公认的金元四大家作品；记录每部著作的出版社、出版日期、校对或编辑作者等相关版本信息。

2.《内经》条文引用计入原则

（1）医案中有明确指出所引条文是引自《内经》，如有"《内经》云"、"《素问》

云"、"《灵枢（经）》云"，以及诸如"黄帝曰"、"经言（云）"之类。

（2）所引条文明显是出自《内经》，但未标明"经云"、"《内经》曰"、"《素问》云"、"《灵枢》云"等，亦可计入。

（3）所引内容必须与《内经》原文一致或仅稍有出入。

3.《内经》条文引用的录入和整理　将收集的著作按作者进行分类，每一部著作建立一个文档，录入引用的经文，均注明原书出处及页码，并注明其所引条文的《内经》出处，与原经文有一定出入的须一并录入原经文。

4.《内经》条文引用的统计分析

（1）分别统计各医家著作中《内经》条文的引用情况，包括：各部著作引用《内经》条文的频次、各医家引用《内经》条文的频次、《内经》各篇目在各医家著作中被引用的频次。

（2）根据医案中所引经文的出处，在相应《内经》篇章计 1 次。

（3）绘制统计表格。

【实验结果】

1. 每部著作引用《内经》条文的频次。

2. 每位医家引用《内经》条文的频次。

3.《内经》各篇目在各医家著作中被引用的频次。

【注意事项】

条文录入时注意严格按照计入原则进行。

【讨论】

根据《内经》条文在金元四大家著作中引用情况的统计与分析结果，探讨《内经》对金元时期学术思想的影响。

实验五　高血压病流行病学特征及常见相关危险因素调查

【实验目的】

通过观察和分析高血压病的流行病学特征及常见相关危险因素，理解《内经》"生病起于过用"的发病观点，并初步掌握流行病学调查的基本技能和方法。

【实验原理】

《内经》提出"生病起于过用"的著名观点，其本意为五脏过劳导致疾病产生，但在发病学上具有普遍意义。人体情志过激，喜怒不节，可致人体气机失常而产生疾病；饮食方面，饥饱失常，五味偏嗜，也可致病；另外劳逸过度，起居无常等也是重要的病因。这些对人体来说都是"过用",是不可忽视的致病因素。

高血压是常见的心血管疾病,已成为全球范围内的重要公共卫生问题。现代医学认为,高血压与饮食、体重、年龄等多方面因素相关,比如食盐摄入过多,高脂肪食物摄入过量,过度肥胖等,均与高血压的发生有密切的关系。

【实验对象】

所在城市的某社区中 35 ~ 75 周岁的常住居民(在社区居住 5 年及 5 年以上)2000 名。

【实验方法】

1. 居民基本情况调查:经居民同意后,对居民进行问卷调查和一般体格检查。问卷内容主要包括性别、年龄、身高、体重、婚育史、受教育史、居住条件、所从事职业、主要慢性病史、家族史、吸烟情况、饮酒情况、体育锻炼、饮食嗜好、生活起居等。

2. 高血压诊断标准:按照世界卫生组织国际高血压协会(ISH)诊断标准,未服治疗高血压药物的情况下,收缩压≥140mmHg 和/或舒张压≥90mmHg 及既往有高血压史,目前正在服用抗高血压药物而血压正常者,诊断为高血压。

3. 统计方法:所有数据通过 EPI 6.04 进行录入、整理,将所有与高血压相关的因素分为一般因素、相关疾病因素和生活行为因素 3 类,使用 SPSS 15.0 进行数据统计分析,采用 Logistic 回归 Forward Conditional 法进行单因素分析和多因素分析。

【实验结果】

1. 高血压患病率分布情况:包括年龄分布情况、性别分布情况、文化程度分布情况、职业分布情况。

2. 高血压相关危险因素分析:根据统计分析结果得到与高血压发生相关的危险因素分别是哪些。

【注意事项】

1. 在对居民进行问卷调查时,注意做好居民的沟通交流工作,获得居民的知情同意,并尽量不影响和打扰到居民的正常工作和生活。

2. 对高血压进行诊断时,注意须严格按照高血压诊断标准执行。

【讨论】

1. 高血压流行病学特征和相关危险因素的分析结果,是否体现了《内经》"生病起于过用"的发病观点?如有体现,是如何进行体现的?

2. 高血压流行病学特征和相关危险因素的分析结果,对高血压病的防治有何启示作用?

实验六 体现《内经》"肝脾同治" 思想的古方用药规律研究

【实验目的】

通过收集和整理体现《内经》"肝脾同治"思想的古方，分析和挖掘古方用药规律，理解《内经》"肝脾同治"的思想，并初步掌握文献研究的基本方法。

【实验原理】

肝脾相关理论是五脏关系理论的重要组成部分，融合了五行制化之理、中医藏象理论和病机学说以及脏腑辨证内容，已逐步演变成为中医脏腑相关理论体系中的重要组成部分。

"肝脾同治"是肝脾相关理论的一部分，它是基于肝、脾各自的生理功能和病理特点以及肝脾之间密不可分的联系而提出的，在临床上有重要的指导作用。溯"肝脾同治"的思想之源，首见于《内经》，后在临床实践中经过历代先贤的不断阐发和延展，理论逐渐丰富完善，成为中医诊疗理论的一个重要组成部分，并广泛地运用到中医学领域的各个方面。

【实验对象】

运用了"肝脾同治"思想的古代方剂。

【实验方法】

1. 以清代为界，收集清及清以前的古代文献中体现和运用"肝脾同治"思想的方剂。

2. 方剂录入标准

（1）在该方的方解或相关病案运用中明确体现"肝脾同治"思想，或通过治肝以治脾，或通过治脾以治肝的方剂。

（2）文献中没有找到方解或相关病案，但在该方的药物配伍中明确有"肝脾同治"药物的方剂。

3. 统计方法：采用频数统计方法。

【实验结果】

1. 古方收集一般情况：包括共收集"肝脾同治"古方多少首，运用药物多少味，统计每味药物在古方中的使用频数和百分比。

2. 按药物归经对所使用的药物进行分类，对药物归经频数和所占百分比进行统计。

3. 对所使用的药物按其功效进行归类，并对每类药物所占百分比进行统计。

以上结果绘制成柱状图或饼形图进行描述。

【注意事项】

注意严格按照方剂录入标准进行录入。

【讨论】

根据使用频数排名前 10 位的药物、归经频数排名前 3 位的药物、药物分类统计排名前 10 位的药物类别，分析和讨论"肝脾同治"古方用药规律是怎样的，对现代中医临床诊疗有何指导意义和价值？

实验七 血压晨峰现象的观察和研究

【实验目的】

通过对人体血压晨峰现象进行观察，掌握晨峰现象的监测方法，学习引起这一现象的生理机制，理解人体生理及病理方面的周期节律性变化。

【实验原理】

《素问·生气通天论》云："阳气者，一日而主外，平旦人气生，日中而阳气隆，日西而阳气已虚，气门乃闭。"自然界阳气在一昼夜中有生发、隆盛、衰退的变化规律，人身阳气与自然界变化息息相关，其生理变化在很多方面也呈现同样的节律性变化。

现代研究发现，正常人体血压也有昼夜周期性节律变化，夜间血压多处在较低水平，清晨苏醒后血压迅速上升并达到峰值，这一现象称为血压晨峰现象。其发生机制与人体交感神经系统的激活，肾素－血管紧张素－醛固酮系统激活，颈动脉压力感受器的敏感性降低等因素有关。

【实验对象】

正常健康成年人 1 名。

【实验方法】

1. 选择 25～40 岁之间正常健康成年人 1 名，男性或女性均可，记录身高、体重、职业、文化程度、既往疾病史、家族史等基本情况。

2. 24 小时动态血压监测：采用无创性便携式动态血压监测仪监测血压，每 30 分钟监测 1 次。

3. 采用收缩压睡－谷晨峰值表示血压晨峰变化：睡－谷晨峰值＝醒后 2 小时的平均收缩压－夜间最低收缩压。

【实验结果】

1. 根据计算公式，计算该名成年人的睡－谷晨峰值。
2. 绘制昼夜血压变化曲线图。

【注意事项】

确定实验对象时，注意严格排除高血压病、心脏病、肾病、糖尿病、脑血管病等疾病史。

【讨论】

1. 血压晨峰现象的生理机制是什么？
2. 昼夜血压变化曲线图反映了怎样的血压变化节律？

第八章 伤寒论实验

实验一 麻黄汤与桂枝汤对太阳风寒表证大鼠模型的影响

【实验目的】

1. 学习太阳风寒表证大鼠模型的建立方法。

2. 通过麻黄汤、桂枝汤的使用，比较二者发汗力量的强弱。

【实验原理】

1. 六经病辨证论治是《伤寒论》的核心内容。对于太阳风寒表证，两个代表方就是麻黄汤和桂枝汤，同为辛温解表剂，麻黄汤力量强，桂枝汤力量弱。《伤寒论》中通过反复对比以示二方作用之不同。

2. 太阳风寒表证之形成原因即风寒侵袭。

【实验对象】

SD 大鼠，体重 180～220g。

【实验材料】

电子体温计，大鼠灌胃器，动物天平，不锈钢饲养笼。

麻黄汤水煎液（麻黄9g，桂枝6g，杏仁9g，炙甘草3g），桂枝汤水煎液（桂枝9g，芍药9g，生姜9g，大枣6g，炙甘草6g），水煎浓缩至1g/ml。

【实验方法】

将 SD 大鼠置于恒温20℃±2℃、相对湿度（RH）为40%±5%的环境中，饲养观察1周，剔除不健康大鼠，然后将大鼠移到全不锈钢饲养笼中（透风），每5只一笼，调节电风扇的距离和转速，使大鼠感受到的风力为 5～6 级，在自然室温为 5℃±2℃、湿度不变的环境中饲养，动物可自由活动摄食。

造模成功后随机分为三组：空白组、麻黄汤组、桂枝汤组。药物组以人的等效剂量计算：麻黄汤 5ml/（kg·d），桂枝汤 7ml/（kg·d），空白组灌胃等体积生理盐水。

观察一般状况：包括动物的外观、行为、饮食、体重、大小便等，每日观察 1 次；测定不同造模时间的大鼠肛温，连续观察 3 天。

【实验结果】

组别	肛　温			
	用药前	用药第一天	用药第二天	用药第三天
麻黄汤组				
桂枝汤组				
空白组				

【注意事项】

造模开始后注意观察，多数大鼠出现了背毛耸、打喷嚏、流涕、摄食减少、体温增高即可开始用药。

【讨论】

麻黄汤和桂枝汤作用有何不同，为什么？

实验二　麻黄汤、小柴胡汤与白虎汤退热作用观察

【实验目的】

1. 学习小鼠发热动物模型的造模方法，制备内毒素、酵母菌致小鼠发热模型。

2. 通过观察发热动物不同时间段体温变化情况、动物的表现，分析麻黄汤、小柴胡汤与白虎汤三方作用差异的原因，体会《伤寒论》方证相应。

【实验原理】

1.《伤寒论》中麻黄汤主治太阳风寒表证，小柴胡汤主治少阳半表半里热证，白虎汤主治阳明里热证。三种病证均可见到发热，故三方均有退热作用。

2. 内毒素是最常见的外致热源，耐热性高，可刺激致热性细胞产生和释放内生性致热原而引起发热；酵母菌属于真菌类，作用于机体可激活内源性致热原作用于体温调节中枢，引起发热介质释放。

【实验对象】

小鼠，雌雄各半，体重 18~22g。

【实验材料】

电子体温计，1ml 注射器，5 号注射针头，天平。

麻黄汤水煎液（麻黄 9g，桂枝 6g，杏仁 9g，炙甘草 3g），白虎汤水煎液（石膏 48g，知母 18g，炙甘草 6g，粳米 12g），小柴胡汤水煎液（柴胡 24g，黄芩 9g，党参 9g，半夏 6g，炙甘草 6g，生姜 9g，大枣 6g），煎至 1g/ml；内毒素 5ml，干酵母水溶液（15%）5ml，生理盐水。

【实验方法】

1. 将小鼠分为发热组和正常对照组，并称重、标记。

2. 采用腹腔注射内毒素（20μg/kg）或干酵母水溶液（10ml/kg）造成小鼠发热模型。正常对照组小鼠按 0.05ml/10g 腹腔注射生理盐水。观察记录两组小鼠的精神、活动，并测量体温、心率。

3. 发热组小鼠分成麻黄汤组、小柴胡汤组、白虎汤组，分别灌胃中药饮片制备的麻黄汤 7ml/(kg·d)、小柴胡汤 21ml/(kg·d) 或白虎汤 19ml/(kg·d)，观察其解热作用。给药 10 分钟后、20 分钟后，比较各组小鼠的体温、心率及精神、活动情况。

【实验结果】

各组小鼠的体温、心率及精神、活动情况。

组别	给药前				给药后 10 分钟				给药后 20 分钟			
	体温	心率	精神	活动	体温	心率	精神	活动	体温	心率	精神	活动
麻黄汤组												
小柴胡汤组												
白虎汤组												
正常对照组												

【注意事项】

腹腔注射时，动作稳、准、轻柔，注意不要刺入过深和过度摆动针尖，以免刺伤内脏。

【讨论】

三方退热效果是否有差异，原因是什么？

实验三　调胃承气汤、大陷胸汤对大鼠尿量的影响

【实验目的】

1. 学习代谢笼的使用。

2. 通过观察两方对正常大鼠单位时间内尿量的不同影响，加深对大陷胸汤峻下逐水作用的理解，以体会《伤寒论》辨证用药精神。

【实验原理】

1. 在《伤寒论》中，调胃承气汤由大黄、芒硝、甘草组成，具有泄热通便之功，用于阳明里实热证；大陷胸汤由大黄、芒硝、甘遂组成，用于水热互结证。二方组成仅一味药之差，功效却大不相同，关键在于大陷胸汤中的甘遂具有逐水之力，使胸胁之水从下得泄，故全方具有泄热逐水破结之功。

2. 代谢笼用于收集实验动物自然排出的尿液，是一种特殊设计的为采集实验动物各种排泄物质的密封式饲养笼。

【实验对象】

雄性大鼠，每只 180~230g。

【实验材料】

粪尿分离代谢笼，动物天平，大鼠灌胃针头，量筒。

大陷胸汤水煎液（大黄 50g，芒硝 15g，甘遂末 5g），生药含量 250mg/ml；调胃承气汤水煎液（大黄 50g，芒硝 15g，甘草 10g），生药含量 250mg/ml；生理盐水 500ml。

【实验方法】

1. 动物的选取和分组：大鼠用生理盐水灌胃（2.5ml/100g），选择 2 小时内收集尿量达到灌胃量 40% 以上的大鼠 18 只，分成生理盐水组、大陷胸汤组、调胃承气汤组 3 组，每组 6 只。采用代谢笼法（利用粪尿分离装置直接收集尿液的方法）。

2. 实验前各组大鼠禁食 18 小时，然后各组分别以 2.5ml/100g 灌胃生理盐水、大陷胸汤、调胃承气汤。给药后，连续收集 6 小时尿量。

3. 实验可每 36 小时做组间动物交换，即每组大鼠均先后用上述三种药物进行测试。如实验中，原生理盐水组，在第一次观察 36 小时后，大鼠改用大陷胸汤，做第二次观察；于第二次观察 36 小时后，再改用调胃承气汤进行观察。这样测定尿量较为准确，除可进行组间比较外，还可进行动物自身比较。

【实验结果】

组别	尿量（ml）
生理盐水组	
大陷胸汤组	
调胃承气汤组	

【注意事项】

1. 选用雄性大鼠，且体重相近，组间差重不超过 5g。
2. 禁食 18 小时，不禁水，以排除粪便干扰。
3. 组间动物交换前应间隔 10～15 分钟。
4. 室温不宜差异过大。

【讨论】

两方对尿量的影响作用有何不同，为什么？

实验四　四逆汤及干姜附子汤对大鼠心肌收缩力及心率的影响

【实验目的】

1. 学习离体心脏灌流装置的使用。
2. 通过比较两方的作用差异，体会经方配伍意义。

【实验原理】

1. 四逆汤由附子、干姜、甘草组成，有回阳救逆之功，主治阳气衰微阴寒内盛证。四逆汤与干姜附子汤在《伤寒论》中都用于少阴阳虚重证，但是干姜附子汤与四逆汤相比，少用了甘草一味，并且其服用方法为一次顿服。

2. 离体心脏灌流实验是将动物心脏取出，连接到特定的灌流装置，用灌注液灌注，排除了神经和体液的控制，配合特别分析软件记录心室内压、动脉血压和电信号，自动分析各项生理参数，可观察药物对离体心脏活动的影响。

【实验对象】

300g 左右 SD 大鼠。

【实验材料】

超级恒温器，95% O_2 + 5% CO_2 储气瓶，灌流瓶，离体心脏灌流器，主动脉插管，蛙心夹，恒温玻璃罩，全能滑轮，恒压瓶，生理记录仪，位移换能器，培养皿。

四逆汤水煎醇沉液（生附子 9g，干姜 6g，炙甘草 6g），生药含量 1g/ml；干姜附子汤水煎醇沉液（生附子 9g，干姜 6g），生药含量 1g/ml；洛氏液。

【实验方法】

取大鼠的心脏，安装离体心脏灌流装置，心脏收缩情况通过位移换能器，描记于生理记录仪上，同时记录心率。上述装置必须在恒温（38℃ ±0.5℃）、恒压（灌流瓶与心脏高度差 60cm）、恒速（5 ~ 10ml/min）、饱和氧的洛氏液灌流下进行。稳定 20 分钟后，记录正常心肌收缩情况和心率，按以下顺序给药（可从主动脉插管内插入的细塑料管给药）。

1. 四逆汤水煎醇沉液 0.1ml。
2. 干姜附子汤水煎醇沉液 0.1ml。

按下列公式计算增减率：

$$增减率（\%）= \frac{给药后均值 - 给药前均值}{给药前均值} \times 100\%$$

【实验结果】

药物	心肌收缩情况			心率		
	给药前 （mm）	给药后 （mm）	增减率 （%）	给药前 （次/分）	给药后 （次/分）	增减率 （%）
四逆汤水煎醇沉液						
干姜附子汤水煎醇沉液						

【注意事项】

1. 本实验也可采用豚鼠心脏。
2. 洛氏液必须用新鲜重蒸馏水配制，灌流装置安装好后，用新鲜重蒸馏水冲洗数次，以清洁灌流系统，方可正式实验。
3. 防止气泡流入主动脉内，以免栓塞心脏的冠状动脉。
4. 制备离体心脏时，操作要细致迅速，不要伤及窦房结。
5. 剪取心脏时应尽量保留整个升主动脉，主动脉插管不宜过深，以免堵住冠状动脉口。
6. 除从主动脉插管侧支给药外，还可将药物用洛氏液配成适当溶液，由并行的另一套灌流管灌流心脏，可维持较长时间，作用平稳。

7. 实验中药应过滤分离，药液澄明，不得有沉淀。

【讨论】

两方作用有何不同，为什么？

实验五 桃核承气汤对凝血时间的影响

【实验目的】

观察桃核承气汤对凝血时间的影响，加深对该方活血化瘀作用的理解。

【实验原理】

1. 《伤寒论》桃核承气汤证机理为瘀热互结，其组成为桃仁、桂枝、大黄、芒硝、甘草，具有攻逐瘀热的作用。临床上该方可广泛用于瘀热互结所致病证。

2. 血液离体后，Ⅶ因子被异物（玻面接触）所活化，在血小板因子及钙离子的参与下，经过一系列反应生成纤维蛋白而凝血。

【实验对象】

小鼠，体重 18～22g。

【实验材料】

灌胃针头，大头针，秒表，眼科弯镊，棉花，注射器，天平，烧杯，瓷盘，鼠笼，煎药罐，载玻片，毛细玻管（内径 1mm、长 10cm）。

生理盐水；桃核承气汤水煎液（桃仁 12g，桂枝 6g，大黄 12g，芒硝 6g，炙甘草 6g），生药含量 1.25g/ml；苦味酸。

【实验方法】

1. **毛细玻管法** 取小鼠 6～10 只，随机分为 2 组，苦味酸标记。给药组灌胃桃核承气汤水煎液 0.4ml/20g，40 分钟后，用毛细玻管插入小鼠内眦球后静脉丛，深约 4～5mm。自血液流进管内开始计时，血液注满后取出毛细玻管平放于桌上。每隔 30 秒，折断两端毛细管约 0.5cm，并缓慢向左右拉开，观察折断处是否有血凝丝，至血凝丝出现为止，所经历时间即为血凝时间。正常对照组灌胃同等剂量生理盐水，测定并记录其凝血时间，方法同上。

2. **玻片法** 分组、标记及给药方法和剂量同上。给药后 40 分钟，用眼科弯镊迅速摘去一侧眼球，即有血液流出。于载玻片的两端各滴一滴血，血滴直径约 5mm，立即用秒表计时。每隔 30 秒用清洁大头针自血滴边缘向里轻轻拨动一次，并观察有无血丝挑起。从采血开始至挑起血丝为止，所经历时间即凝血时间。另一滴血供复验，记录凝血时间，对照组方法同前。

【实验结果】

1. 毛细玻管法

组别	动物数（只）	凝血时间（秒）
中药组		
对照组		

2. 玻片法

组别	动物数（只）	凝血时间（秒）
中药组		
对照组		

【讨论】

1. 桃核承气汤对凝血时间有何影响？
2. 两种方法哪一种更容易操作？

实验六 吴茱萸汤对胃寒呕吐模型影响的观察

【实验目的】

1. 建立家鸽胃寒呕吐模型。
2. 研究吴茱萸汤对胃寒呕吐模型的影响，加深对该证型的理解。

【实验原理】

1. 《伤寒论》吴茱萸汤证病机为胃中虚寒。吴茱萸汤的组成为吴茱萸、人参、生姜、大枣，功用温胃散寒止呕，对于胃中虚寒或肝寒犯胃引起的呕吐有确切疗效。

2. 胆矾主要成分为硫酸铜，味酸辛性寒，易伤脾胃，故可用于造成胃寒呕吐模型。

【实验对象】

体重 300 ~ 400g 健康家鸽（雌雄不限）。

【实验材料】

5ml 注射器，8 号导尿管，手表，压舌板。

吴茱萸汤水煎液（吴茱萸 10g，党参 10g，生姜 20g，大枣 15g），生药含量 1g/ml；胆矾水溶液 20mg/ml。

【实验方法】

1. 取健康家鸽 20 只，随机分为 2 组，即吴茱萸汤组、冷开水对照组，每组各 10 只，均贴好标签，禁食 12 小时。以胆矾水溶液给家鸽灌胃，出现呕吐物或干呕 >5 次/分时即为模型成功。

2. 两人合作，一人取坐位，左手握住家鸽，右手食指与拇指环绕其后颈，固定头部，另一人将压舌板横放于鸽口中，以 8 号导尿管由舌上插入食道约 15cm。然后以注射器注入药液（一组注入吴茱萸汤水煎液，对照组注入冷开水），剂量均为 10ml/kg。

3. 给药后 1 小时，每只家鸽灌服胆矾 200mg/kg，完毕后记录每只家鸽出现第一次呕吐的时间（呕吐潜伏期）和给胆矾水溶液后 1 小时内呕吐的次数（呕吐频率）。观察吴茱萸汤对家鸽灌服胆矾水溶液所致呕吐的影响，所得资料进行统计学分析。

【实验结果】

组别	动物数	呕吐潜伏期	干呕总次数	呕吐次数	呕吐量	呕吐物性状	其他
吴茱萸汤组							
冷开水组							

【注意事项】

为避免误入气管，可将导管外口浸入水中，不见气泡即表示插入胃中。

【讨论】

胃寒呕吐模型有无其他建立方法？

实验七　茵陈蒿汤对大鼠的利胆作用

【实验目的】

通过该实验直接观察茵陈蒿汤对大鼠胆汁流量的影响，并分析其作用机制。

【实验原理】

1.《伤寒论》中茵陈蒿汤主治湿热发黄证，发黄之机理为胆汁不能正常排泄。茵陈蒿汤组成为茵陈、栀子、大黄，能清热、利湿、退黄。

2. 大鼠无胆囊，其肝脏分泌胆汁经胆总管直接进入十二指肠，因此从胆总管收集胆汁流量最能反映肝脏分泌排泄胆汁能力，不受胆囊储存胆汁的干扰，客观地测定药物对肝脏分泌排泄胆汁的影响。

【实验对象】

大鼠体重 270±20g，雌雄兼用。

【实验材料】

手术剪，眼科剪，眼科镊，胆汁引流管（直径1mm 塑料管），大鼠手术固定板，注射器，针头，带刻度的小型试管，胶布，药棉少许。

3% 戊巴比妥钠，生理盐水，2g/ml 茵陈蒿汤煎液（茵陈18g，栀子12g，大黄6g，水煎成18ml）。

【实验方法】

取禁食不禁饮12 小时的大鼠，随机分为2 组，即生理盐水对照组、茵陈蒿汤组，分别称重、编号，以1ml/100g 灌胃。给药1 小时后以3% 戊巴比妥钠0.1ml/100g 给大鼠腹腔注射麻醉，仰位固定于手术固定板上，腹部剪毛后沿腹白线（腹正中）用粗剪刀（或手术刀切口）剖开腹腔2~3cm，可见胃幽门部，沿十二指肠降部肠系膜看到白色透明具有韧性的胆总管，在接近十二指肠开口处，向肝脏方向剪"V"形口，将胆汁引流管插入胆总管，引出腹壁，结扎固定可见淡黄色液体顺管流出即是胆汁。稳定10 分钟后，用带刻度小试管（ml）收集1 小时的胆汁，记录时间及胆汁流量。将收集的胆汁分别置于110℃恒温下烘干1 小时，分别称重，比较各组胆汁流量及其固体物含量（mg），分别进行组间 t 检验。用下列公式计算胆汁流量及固体物增加百分率。

$$胆汁流量增加百分率（\%）= \frac{（给药组 - 对照组）胆汁流量（ml）}{对照组胆汁流量（ml）} \times 100\%$$

$$胆汁内固体物增加百分率（\%）= \frac{（给药组 - 对照组）胆汁内固体物（mg）}{对照组胆汁内固体物（mg）} \times 100\%$$

【实验结果】

组别	胆汁流量 （ml/h）	胆汁流量增加 百分率（%）	胆汁内固体 物（mg/h）	胆汁内固体物增 加百分率（%）
生理盐水组				
茵陈蒿汤组				

【注意事项】

1. 称量大鼠体重要准确，麻醉要适度，勿麻醉过深。剖腹要细心，分离胆总管要细心，勿伤及其他组织，以防出血过多。胆总管切口应接近十二指肠壶腹部，插管顶端接近肝脏。

2. 保持引流管通畅，否则影响胆汁流量。给药途径也可采用十二指肠给药，收集药前、药后各时限胆汁流量进行自身对照比较，同时观察药物组的时效关系。

3. 实验动物也可用小鼠，小鼠经济易得，手术更简单，引流管直接插入胆囊即可。

【讨论】

茵陈蒿汤利胆的机理是什么?

第九章　金匮要略实验

实验一　射干麻黄汤的镇咳作用观察

【实验目的】

1. 学习小鼠咳嗽模型的制作方法。
2. 观察射干麻黄汤的镇咳作用。

【实验原理】

射干麻黄汤出自《金匮要略·肺痿肺痈咳嗽上气病脉证治第七》："咳而上气，喉中水鸡声，射干麻黄汤主之。"本方功效散寒宣肺，降逆化痰，主治寒饮郁肺所致的咳喘。临床症状可见咳而上气，喉中有水鸡声，胸膈满闷，或吐痰涎，苔白或腻，脉弦紧或沉紧等。对哮喘、小儿支气管炎、支气管哮喘、中老年人急慢性支气管炎、肺气肿、肺心病、过敏性鼻炎、皮肤瘙痒症等属寒饮郁肺者，有较好疗效。具有挥发性的浓氨水被小鼠吸入后，可刺激小鼠引起咳嗽。

【实验对象】

小鼠，体重 20 ± 2g。

【实验材料】

天平，鼠笼，大烧杯，秒表，灌胃针。
射干麻黄汤，浓氨水（27% ~ 29%），生理盐水。

【实验方法】

1. 实验药物制备：射干麻黄汤按原方比例配伍，按原书中煎煮法，加水煎煮后以纱布过滤，加热浓缩至含生药 1g/ml 的溶液。
2. 取小鼠 10 只，随机分成两组，即射干麻黄汤组和生理盐水组，每组 5 只，编号。分别单独放入倒置的大烧杯内，观察其正常活动。

3. 按 0.25ml/10g 的剂量，给予射干麻黄汤组小鼠配好的射干麻黄汤灌胃，生理盐水组小鼠生理盐水灌胃。

4. 给药 45 分钟后，大烧杯内分别置入浸有浓氨水的棉球刺激小鼠引发咳嗽。

5. 观察每只小鼠的咳嗽潜伏期（倒扣大烧杯内置入浓氨水棉球后开始至小鼠第一次产生咳嗽的时间），以及开始咳嗽后 1 分钟内咳嗽次数。

【实验结果】

组别	体重（g）	咳嗽潜伏期（秒）	1 分钟内咳嗽次数（次）
射干麻黄汤组			
生理盐水组			

【注意事项】

1. 咳嗽表现：小鼠腹肌收缩，同时张大嘴、抬头时有咳声。

2. 小鼠开始咳嗽 1 分钟后须从倒扣的大烧杯中取出棉球，以免使小鼠氨气中毒死亡。

【讨论】

1. 通过本实验，可认为射干麻黄汤有何作用？请从方药组成分析其作用机理。

2. 射干麻黄汤的临床应用要点是什么？

3. 根据射干麻黄汤的功效，请设计一项观察其祛痰或平喘作用的实验。

实验二 乌头与附子的镇痛作用观察及比较

【实验目的】

1. 学习小鼠疼痛"扭体模型"的造模方法。

2. 观察乌头（川乌）与附子（生附子）对化学刺激法致小鼠疼痛的镇痛效果，并比较二者的作用。

【实验原理】

乌头与附子均为辛、热、有毒之品，乌头为毛茛科植物乌头的母根，附子为其子根的加工品。二者在《伤寒杂病论》中出现频次颇多。附子回阳救逆，补火助阳，散寒止痛，"为回阳救逆第一品药"，功效以补火回阳较优，可用于亡阳欲脱、肢冷脉微、阳痿宫冷、心腹冷痛、虚寒吐泻久痢、阴寒水肿、阳虚外感、风寒湿痹、阴疽疮疡等病证。乌头祛风除湿，温经，散寒止痛，为散寒止痛要药，既可祛经络之寒，又可散脏腑之寒，临床可用于风寒湿痹、关节疼痛、肢体麻木、半身不遂、头风头痛、心腹冷痛、寒疝作痛、跌打瘀痛、阴疽肿毒，并可用于麻醉止痛等病证，故在《金匮要略》中可见诸多以疼痛为主症的病证中，则以乌头的使用更为重要，如寒湿历节的乌头汤，寒疝的大乌头煎、乌头桂枝汤等。腹腔注射损伤物质可引起受试动物腹痛，动物表现出"扭体反应"（即腹部内凹、躯干与后肢伸张、臀部高起），如果腹痛缓解，动物"扭体反应"会相应缓解。

【实验对象】

小鼠，体重 20 ± 2g。

【实验材料】

天平，鼠笼，秒表，灌胃针。
川乌水煎液，生附子水煎液，0.3% 酒石酸锑钾溶液，生理盐水。

【实验方法】

1. 实验药物制备：将川乌、附子分别加水煎煮后以纱布过滤，加热浓缩至含生药 1g/ml 的溶液。

2. 取健康小鼠 15 只，随机分成 3 组，即乌头组、附子组和生理盐水对照组，每组 5 只，编号。观察其正常活动后，分别腹腔注射川乌水煎液、生附子水煎液及生理盐水，给药剂量均为 0.1ml/10g。给药 30 分钟后，各鼠分别腹腔注射 0.3% 酒石酸锑钾溶液 0.3ml，观察 10 分钟内产生"扭体"反应的动物数。

3. 汇总全实验室的实验结果，将所测得的结果代入下列公式计算：

$$药物镇痛率（\%）= \frac{（给药组无扭体反应动物数 - 对照组无扭体反应动物数）}{对照组扭体反应动物数} \times 100\%$$

【实验结果】

组别	动物数	总扭体数	不扭体数
乌头组			
附子组			
生理盐水对照组			

【注意事项】

1. 为了保证酒石酸锑钾的药效性，先配制高浓度溶液，根据需要配制用量。
2. 保证一定的室内温度和药液温度，这是达到有效的扭体模型的关键。

【讨论】

1. 通过本实验，你认为乌头、附子均有镇痛作用吗？哪一个的镇痛作用更强些？请结合现代药理研究对结果进行分析。
2. 谈谈临床怎样区分使用川乌、草乌、制附子、生附子？

实验三 泻心汤对胃热出血模型凝血时间及血小板计数的影响

【实验目的】

1. 学习胃热出血动物模型的制作方法。

2. 观察泻心汤对胃热出血小鼠模型的影响，了解其止血效果，并联系临床应用。

【实验原理】

泻心汤出自《金匮要略·惊悸吐衄下血胸满瘀血病脉证治第十六》："心气不足，吐血、衄血，泻心汤主之。"泻心汤由大黄、黄芩、黄连组成，黄连长于泻心火，黄芩泻上焦之火，大黄则通腑降火泄热，全方清热泻火之力颇强，临床用于主治三焦热盛所致急性扁桃体炎、口腔炎、急性胆囊炎、黄疸型肝炎、尿毒症、紫癜等多种病证，尤其用于血热妄行所致吐血、衄血、便血、尿血等多种出血，常能取得非常好的疗效，尤其对上消化道出血效果更好。

【实验对象】

小鼠，体重 20 ± 2g。

【实验材料】

天平，鼠笼，秒表，干净玻片，大头针，灌胃针，全自动血液分析仪。

泻心汤，附子，干姜，肉桂，党参，黄芪，辣椒，消炎痛，50% 乙醇，蒸馏水，生理盐水。

【实验方法】

1. 实验药物制备：泻心汤按原方比例配伍，加水煎煮后以纱布过滤，加热浓缩至含生药 1g/ml 的溶液。

2. 取小鼠 18 只，随机分成空白对照组、模型对照组、泻心汤组，每组 6 只，分别编号。

3. 模型对照组及泻心汤组每日灌服附子、干姜、肉桂、党参、黄芪、辣椒各等份制成的 50% 水煎剂，剂量为 0.25ml/10g；空白对照组灌以等量生理盐水。三组动物均饲以普通饲料，连续给药 10 日后禁食 16 小时。模型对照组及泻心汤组腹腔注射消炎痛（加蒸馏水配制成 7.5mg/ml 水溶液）0.1ml/10g，空白对照组腹腔注射生理盐水 0.1ml/10g。半小时后泻心汤组灌服配制好的泻心汤药液 0.25ml/10g，模型对照组、空白对照组灌以生理盐水 0.25ml/10g。3 小时后重复灌胃 1 次。第 2 次灌胃 2.5 小时后，模型对照组及泻心汤组均灌胃50%乙醇0.1ml/10g，空白对照组灌胃生理盐水0.1ml/10g。

4. 1小时后各组小鼠均摘取眼球取血。将第一滴血置于玻片上，立即计时，每隔30秒用大头针挑血滴1次，直至挑起细纤维状的血丝为止。从出血开始到挑起细纤维血丝的时间就是凝血时间。

5. 眼球取血后，采用全自动血液分析仪检测血小板计数。

【实验结果】

组别	凝血时间（秒）	血小板计数（$\times 10^9$）
空白对照组		
模型对照组		
泻心汤组		

【注意事项】

用针挑血时切勿多方向不停乱挑，应由血滴边缘向中央轻挑，以免破坏纤维蛋白网状结构，造成不凝的假象。

【讨论】

1. 泻心汤对胃热出血模型的作用效果如何？请从方药组成分析其作用机理。
2. 临证使用泻心汤时辨证要点是什么？

实验四　小半夏汤对胃肠运动影响的观察

【实验目的】

观察小半夏汤对家兔胃肠运动的影响，了解其止呕作用机制。

【实验原理】

小半夏汤是《金匮要略》中治痰饮呕吐之主方，"痰饮咳嗽病脉证并治第十二"及"呕吐哕下利病脉证治第十七"中均有记载。小半夏汤由半夏、生姜两味药组成，半夏燥湿化饮，和胃降逆，为止呕要药，配合生姜，既可制约半夏的毒性，又能加强温胃散寒，化饮止呕的作用。医家多以此方治疗呕吐，功效显著，后世尊其为"止呕之祖方"。半夏能通过抑制中枢神经达到止呕的效果；而生姜可使肠张力、节律及蠕动增加，加快胃肠的排空，并具有保护胃黏膜的作用。

【实验对象】

家兔，体重1.5～2kg。

【实验材料】

手术器械，家兔手术台，开口器，导尿管（灌胃），在体胃肠张力传感器，生物信号采集处理系统。

小半夏汤，20% 乌拉坦，生理盐水。

【实验方法】

1. 实验药物制备：小半夏汤按原方比例配伍，按原书煎煮法，加水煎煮后以纱布过滤，加热浓缩至含生药 1g/ml 的溶液。

2. 取家兔 10 只，随机分成两组，即小半夏汤组和生理盐水组，每组 5 只，编号，观察其正常活动。

3. 每组家兔正常喂食 1 次。

4. 1.5 小时后小半夏汤组家兔灌服配制好的小半夏汤溶液 10ml/kg，生理盐水组家兔灌以生理盐水 10ml/kg。

5. 0.5 小时后，两组家兔均按 1g/kg 的剂量耳缘静脉注射 20% 乌拉坦麻醉。

6. 将家兔背位固定于手术台上，用弯剪刀剪去家兔腹部被毛，从胸骨剑突下沿腹中线剖开皮肤和腹壁约 10cm，打开腹腔，暴露胃肠，以备观察。将在体胃肠张力传感器缝合在胃肠壁上，固定。用止血钳将腹壁夹住，轻轻提起，腹腔内液体和器官即不会流出。为防止热量散失和干燥，切口周围可用温热生理盐水纱布围裹，腹腔内可常以 38℃ 生理盐水湿润。

7. 启动生物信号采集系统记录按钮，记录平滑肌收缩曲线。同时观察每组家兔的胃肠运动形式和紧张度（可用手指触胃以测其紧张度），蠕动、逆蠕动，记录蠕动频率，小肠的分节运动等运动形式。

【实验结果】

整理每只家兔平滑肌收缩幅度变化曲线，以表格方式记录两组家兔平滑肌收缩幅度变化及胃肠蠕动频率、方向。并以文字描述实验结果。

【讨论】

1. 通过本实验，可认为小半夏汤有何作用？对胃还是对肠的作用更强一些？
2. 列举临床常用的小半夏汤加味方，并谈谈其临床适应证。

实验五 十枣汤及其拆方对肠蠕动及排空的影响

【实验目的】

给小鼠灌服十枣汤水煎液、大戟水煎液、芫花水煎液、甘遂水煎液，通过观察对小鼠肠蠕动的影响，证明十枣汤可以通过兴奋肠道，增强肠内的推进速度引起腹泻而达到利水消肿的目的。并比较复方、单味中药的作用强度。

【实验原理】

十枣汤来源于《伤寒论》，由甘遂、大戟、芫花、红枣组成，具有攻逐水饮之功。《金匮要略》记载本方用于治疗悬饮。据此后世多用于治疗咳唾胸胁引痛或水肿腹胀、二便不利、脉沉弦等形气俱实的病证。现代本方用于治疗渗出性胸膜炎、肝硬化腹水、肾炎水肿，以及晚期血吸虫病所致的腹水等，均收到良好效果。现代药理研究表明，芫花能兴奋肠道，使蠕动增加；甘遂能增强肠内的推进及推净速度。

【实验对象】

小鼠，体重 18～22g。

【实验材料】

手术剪，眼科镊，直尺，小鼠灌胃针头，1ml 注射器，烧杯，天平，蛙板。
50% 碳素墨水十枣汤水煎液，50% 碳素墨水大戟水煎液，50% 碳素墨水芫花水煎液，50% 碳素墨水甘遂水煎液，以上 4 种中药煎液含生药 1g/ml；50% 碳素墨水生理盐水；苦味酸。

【实验方法】

1. 取小鼠 40 只，随机分成 5 组，每组 8 只，用苦味酸做标记。
2. 按每只小鼠 1ml 的剂量，每组分别灌服上述 5 种墨汁液。
3. 给药 20 分钟后，脱颈椎处死，打开腹腔分离肠系膜，剪取上端至贲门，下端至肛门的肠管，置于蛙板上。轻轻将肠管拉成直线，测量肠管长度作为"肠管总长度"。从幽门至墨汁前沿的距离作为墨汁推进百分率；并注意观察各组容积是否增大、重量是否改变。

$$墨汁推进率 = \frac{墨汁推进距离（cm）}{肠管总长度（cm）} \times 100\%$$

【实验结果】

组别	肠管总长度（cm）	墨汁推进距离（cm）	墨汁推进率（%）	肠容积	重量
十枣汤组					
大戟水煎液组					
芫花水煎液组					
甘遂水煎液组					
生理盐水组					

【讨论】

1. 通过本实验，可认为十枣汤有何作用？为什么？
2. 十枣汤为何要四味药相配？
3. 十枣汤及其拆方在药效上有何区别？

实验六 桂枝芍药知母汤对大鼠急性痛风性关节炎关节炎症的影响

【实验目的】

1. 学习痛风性关节炎动物模型的制作方法。
2. 对急性痛风性关节炎大鼠灌服桂枝芍药知母汤，观察本方对急性痛风性关节炎的作用以及作用机制，为本方的临床运用提供客观、可靠的实验依据。

【实验原理】

痛风发病率高，治愈困难，且愈后易复发，导致多种合并症产生，严重危害人们的健康。长期以来，西医用秋水仙碱、消炎痛等药对该病进行对症治疗，虽能取得一定的疗效，但常出现胃肠功能紊乱、肝肾功能受损等不良反应。现代医学认为本病属代谢性疾病，高尿酸血症是痛风的重要生化基础。中医学认为，痛风由于脾肾不足，复感风湿，风湿流注于筋脉关节，阻滞气血，气血运行不畅所致。桂枝芍药知母汤，出自《金匮要略·中风历节病脉证并治第五》，由桂枝、白芍、甘草、麻黄、生姜、白术、知母、防风、附子组成，具有祛风除湿、温经散寒、滋阴清热之功效，主治风湿历节。方中附子与桂枝通阳宣痹，温经散寒；桂枝配麻黄、防风，祛风、温散表湿；白术、附子助阳除湿；知母、芍药养阴清热；甘草和胃调中。诸药相合，表里兼顾，温散而不伤阴，养阴而不碍阳。痛风是由于机体嘌呤代谢紊乱，导致血尿酸增高，从而引起尿酸盐在组织沉积的疾病。实验将尿酸钠直接注射关节局部，当尿酸盐沉积到关节腔周围时，诱发大鼠急性痛风性关节炎。

【实验对象】

大鼠 20 只，体重 300 ± 20g。

【实验材料】

天平，大鼠笼，玻璃筒，秒表，小镊子，显微镜。
尿酸钠溶液，桂枝芍药知母汤制剂，生理盐水，苦味酸。

【实验方法】

1. 取大鼠 20 只，随机分成两组，即给药组、对照组，每组 10 只，给药组的鼠背部涂上苦味酸以做标记。

2. 药物制备：将桂枝芍药知母汤按张仲景原方比例配制，加工制成混悬液。

3. 动物造模：按国外 Coderre 经典方法。用 6 号注射针在 20 只受试大鼠右侧踝关节背侧从 45°方向插入胫骨肌腱内侧，0.2ml 尿酸钠溶液（浓度 2.5g/100ml）注入踝关节腔，形成痛风模型。

4. 给药方法：给药组用桂枝芍药知母汤灌胃，灌胃剂量按人鼠体表面积折算；对照组用等量蒸馏水灌胃。连续 3 天。

5. 观察：3 天后，所有大鼠采血并断头处死，抽取受试关节液 0.05ml，进行白细胞计数检测。取受试关节组织标本常规固定，包埋，切片，染色，镜检，做形态学观察。

【实验结果】

组别	动物数（只）	白细胞计数	关节组织形态
桂枝芍药知母汤组			
生理盐水组			

【注意事项】

造模后，大鼠关节肿胀明显者认为造模成功。

【讨论】

1. 通过本实验，可认为桂枝芍药知母汤有何作用？为什么？
2. 根据桂枝芍药知母汤的功效及本实验的结果，从更深层次设计一个实验。

实验七 苓桂术甘汤对小鼠胸腺、脾脏指数的影响

【实验目的】

1. 学习小鼠胸腺、脾脏的摘取方法及其指数的计算方法。
2. 观察苓桂术甘汤对小鼠胸腺、脾脏指数的影响，探讨苓桂术甘汤提高人体免疫力的机制。

【实验原理】

苓桂术甘汤主治脾阳不足、水饮内停之证，是温阳健脾的代表方。该方现代临床应

用十分广泛，尤其是用于治疗自身免疫性疾病、超敏反应性疾病及免疫功能低下性疾病，均取得了较好的疗效。中医认为，脾为后天之本，气血生化之源。脾阳不足，运化失职，一则生化乏源而气血虚损，再则水湿停聚而成痰为饮。现代医学认为，脾脏是人体最大的免疫器官，含有大量的淋巴细胞和巨噬细胞，是人体细胞免疫和体液免疫的中心。而胸腺是机体免疫的主要调节者，是人类主要的中枢免疫器官，是 T 细胞分化、发育、成熟的场所。胸腺通过分泌胸腺类激素，影响并调节 T 细胞的分化发育和功能。

【实验对象】

实验用小鼠 8 只，雌雄各半，体重 20g 左右。

【实验材料】

苓桂术甘汤煎剂，蒸馏水，20% 乌拉坦溶液，电子天平，冰箱。

【实验方法】

1. 药品煎煮准备：按原方比例配伍，煎成含生药 2g/ml 的溶液，纱布过滤，放 4℃ 冰箱保存备用。

2. 给药方法：将小鼠随机分为空白对照组及苓桂术甘汤组，每组 4 只，苓桂术甘汤组以临床等效 3 倍剂量灌胃给药（等效剂量换算方法见表 2 - 3），每日 1 次，连续 7 天。

3. 观察方法：连续给药 7 天，于第 8 天颈椎脱臼处死小鼠，称体质量。并取胸腺、脾脏称质量，计算胸腺和脾脏指数 [胸腺或脾脏质量（mg）与每 10g 体质量的比值]。

【实验结果】

组别	动物数（只）	脏器指数	
		胸腺指数	脾脏指数
空白对照组			
苓桂术甘汤组			

【讨论】

1. 苓桂术甘汤组方特点如何？临床怎样运用？
2. 根据《金匮要略》关于苓桂术甘汤原文及功效，再设计几个实验。

实验八　薯蓣丸抗衰老机制的探讨

【实验目的】

1. 学习衰老动物模型的制作方法。

2. 通过观察薯蓣丸对衰老大鼠四项衰老指标的影响，探讨薯蓣丸抗衰老的作用机制，为薯蓣丸的临床运用提供客观可靠的实验依据。

【实验原理】

中医学认为，脾肾亏虚是衰老的主要原因。加减薯蓣丸集健脾、补肾、填精、益髓于一体，兼有调肝宁神之功，能对抗衰老模型大鼠的退行性改变。临床可试用于防治与自由基损害等有关的老年人疾病及抗衰老。衰老的自由基学说认为，当自由基引起的损伤积累战胜了机体的修复能力，导致细胞分化状态的改变甚至丧失，就会导致和加速机体衰老。自由基和脂质过氧化物引起细胞等一系列氧化性损害是导致衰老的重要原因。SOD 能清除自由基，减少过氧化物反应及其产物的形成。

【实验对象】

大鼠 30 只，体重 300 ±20g。

【实验材料】

天平，鼠笼，玻璃筒，小镊子，100ml 注射器。
薯蓣丸煎液，D – 半乳糖。

【实验方法】

1. 取大鼠 30 只，随机分成 3 组，即空白对照组、衰老模型对照组、衰老模型给药组，每组 10 只，给药组的大鼠背部涂上苦味酸以做标记。

2. 造模与给药：空白对照组，每天 1 次皮下注射生理盐水 10ml/kg，另两组每日 1 次皮下注射 D – 半乳糖 48mg/kg。然后衰老模型给药组灌服加减薯蓣丸煎液 5ml/kg，空白对照组、衰老模型对照组则灌服相同剂量的温开水。连续 40 天后，采集标本（血、脑组织）。

3. 测定指标：超氧化物歧化酶（SOD）、过氧化脂质（LPO）、脂褐素（LPF）、B 型单胺氧化酶（MAO – B）。

【实验结果】

组别	动物数（只）	SOD	LPO	LPF	MAO－B
空白对照组					
衰老模型对照组					
衰老模型给药组					

【注意事项】

1. 选择雌性大鼠。因实验周期长，雄性大鼠长期群居好咬斗，易造成受伤，影响实验结果。

2. 注射给药必须无菌操作，鼠笼垫料与饮水要定进换洗。这是因为给药时间长，大鼠机体逐渐老化，功能状态较差。

【讨论】

1. 薯蓣丸组方有什么特点？

2. 在实验过程中能得到哪些启发？

实验九　桂枝茯苓丸对小鼠耳廓微循环的影响

【实验目的】

1. 学习小鼠耳廓微动脉、微静脉管径及血流速度的测量方法。

2. 通过观察桂枝茯苓丸对小鼠耳廓微循环的影响，验证桂枝茯苓丸具有活血化瘀之功效。

【实验原理】

桂枝茯苓丸属活血化瘀剂，为缓消癥结之要剂，故为历代医家所喜用，多用于治疗癥瘕、积聚。近代研究认为，血瘀是一个与微循环障碍有联系的病理过程，血瘀证者多有微循环功能紊乱。实验表明，桂枝茯苓丸可通过扩张微血管管径，促进微血流，改善微循环状态。因此，改善微循环是桂枝茯苓丸活血化瘀功效的机理之一。

【实验对象】

实验用小鼠 8 只，雌雄各半，体重 20g 左右。

【实验材料】

显微测微尺，血液流速测量仪，显微镜，电子天平，10ml 注射器，小鼠固定架。

桂枝茯苓丸水煎剂，生理盐水，20%乌拉坦溶液。

【实验方法】

1. 药品煎煮准备：桂枝茯苓丸按原方比例配伍，煎成含生药 1g/ml 的溶液，纱布过滤，放 4℃冰箱保存备用。

2. 给药方法：将小鼠随机分为空白对照组及桂枝茯苓丸组，每组 4 只。桂枝茯苓丸组以临床等效 3 倍剂量灌胃给药（等效剂量换算方法见表 2 - 3），每日 1 次，连续 7天；空白对照组给予等量蒸馏水灌胃。于给药后分别观察小鼠耳廓微循环的动、静脉管径及血流速度，并计算其前后差值。

3. 观察方法：连续给药 7 天后，于第 8 天每只小鼠肌肉注射乌拉坦溶液 7ml/kg 麻醉，然后以医用胶布轻贴轻拉去耳廓毛，将小鼠腹向下固定在小鼠观察台上，调节特制有机玻璃耳托高度，使耳廓平展在耳托上，滴加少许香柏油于耳托和耳廓表面，置显微镜载物台上，在透射光下（冷光源）用 100 倍镜观察：显微测微尺分别测录给药前耳廓微循环细动脉（A）、细静脉（V）血管口径及血流速度情况；记录毛细血管开放数量（毛细血管网交点记数法）。

【实验结果】

组别	动物数（只）	A 管径（μm）	V 管径（μm）	流速（μm/s）	毛细血管开放数量
空白对照组					
桂枝茯苓丸组					

【讨论】

1. 桂枝茯苓丸组方有何特点？

2. 《金匮要略》中还有哪些方剂可以促进微循环？另外还可以从哪几个方面进行观察？

第十章 温病学实验

实验一 阳明热盛证动物模型构建实验

【实验目的】

加深对阳明热盛证临床表现的认识，并揭示其病变的本质。

【实验原理】

阳明热盛证是温病发展过程中的极期阶段，属气分证，该证邪正交争剧烈，呈现里热充斥的病机特点。本实验通过注射大肠杆菌内毒素造成发热及血液流变学方面的改变，从而模拟温病学中相关证候的病理变化。

【实验对象】

新西兰大白兔（雌雄兼用）10 只，普通级，体重 2.2 ± 0.2kg。

【实验材料】

体温计，坐标纸，无菌的 10ml、20ml 试管，无菌 1ml 微量注射器，秒表，兔固定架，剪刀，记号笔，离心沉淀机，血液流变学测试仪，WMY–01 数字温度计，恒温水浴箱。

大肠杆菌内毒素 E·ColiO111B4（使用前用无菌生理盐水配成 5μg/ml 溶液，并温浴至 38℃），液体石蜡或凡士林，无菌生理盐水，凝血活酶冻干品，KPTT 冻干品，四苯硼化钠试剂，焦性锑酸钾试剂，鲎试剂（TAL 试剂），二氯化钙，枸橼酸钠 38mg/ml。

【实验方法】

1. 每只家兔由耳缘静脉注入大肠杆菌内毒素溶液 5μg/kg，此项操作简称"攻毒"。

2. 观察造模前后家兔的耳、皮肤、结膜、舌象、饮水量、呼吸、心跳及神志等变化情况。并于造模后 2.5 小时心脏采血，测定相关指标。

（1）体温：造模前 24 小时内测肛温 3 次，取平均值为基础体温。攻毒后第 1 小时内每 10 分钟测肛温 1 次,以后每半小时测肛温 1 次,共测 8～10 次,观察其发热反应,包括发热净增值(ΔT)、2.5 小时体温反应指数(TRI 2.5)。2.5 小时体温反应指数是指发热曲线与基线之间的面积,参照 Milton 等的方法计算,它代表发热高度和持续时间,能更客观地反映发热效应。

(2)血钾、血钠测定:血钾测定采用四苯硼化钠试剂比色法,血钠测定采用焦性锑酸钾试剂比浊法。

(3)血浆内毒素测定:采用产色基质偶氮法(应用鲎试剂)。

(4)血液流变学测定:包括全血比黏度和血浆比黏度,采用 LBYN6A 血液流变学测试仪测定。

(5)凝血指标:①PT:家兔取血 1.8ml,放入加有枸橼酸钠溶液 0.2ml 的离心管内,混合后以 3000rpm 离心 10 分钟,分离血浆备用。取试管 3 只,每管分别加入凝血活酶和 $CaCl_2$ 各 0.2ml,再加入兔血浆 0.1ml,混匀后立即放入 37℃ 水浴箱,同时开始计时,每隔 2～3 秒倾斜试管 1 次,记录纤维蛋白凝固、液面不动所需时间,求出每管平均值,记录凝固时间(秒)。②KPTT:同 PT 测定方法。

(6)病理解剖和病理切片检查:动物解剖后肉眼观察肺、肝、脾、心、肠系膜等组织器官;并从上述器官切面取材,按常规制成病理切片,镜下观察。

【实验结果】

主要观察体温、渴饮、神志、耳血管体征、舌象、血浆内毒素、凝血指标、血液流变学指标及病理改变。

【注意事项】

1. 体温计插入前应涂以少许液体石蜡或凡士林,以免损伤肛门或直肠。

2. 每次插入深度应一致,以 10cm 为宜,并应在温度计上做标记,以保证插入深度一致。

3. 测温时,家兔不能捆绑,否则体温不上升。可用左手将家兔仰卧抱在怀中,右手持温度计测温。

4. 水浴温度要严格控制,温度变化能影响凝血时间。

5. 测 PT、KPTT 时,应在充分照明条件下观察,每份标本最少要重复 3 次,求其均值,以提高实验结果的准确度。

【讨论】

1. 请阐述阳明热盛证的临床表现、治法和代表方药。

2. 请分析阳明热盛证的进一步证候发展过程。

附

1. **体温反应指数(TRI)的计算方法** 以体温值为纵坐标,5cm＝1℃;以时间值为横坐标，1cm＝10分钟。以注射前三次体温的平均值（取0.1℃之整数）作为两坐标的交点，横坐标即为体温基线，上升值为正，下降值为负。将各时间点体温变化数值在坐标纸上描绘成体温变化曲线（发热时为发热曲线）。体温变化曲线与体温基线之间的面积即为体温反应指数。发热时，即称为发热指数，是反映发热效应强度的较好指标。

计算方法：将所测各点分别与横坐标做垂直线，可将发热曲线与体温基线之间的面积划分成9～12个小梯形或三角形。分别计算其面积，9～12个面积的总和即为1.5～2小时的体温反应指数，分别以 TRI 1.5 或 TRI 2.0 表示。

2. 发热净增值（ΔT）的计算方法 发热净增值为体温上升的最高值与基线体温值之差。发热净增值是反映发热效应强度的一种指标。

实验二 营分证动物模型构建实验

【实验目的】

通过本实验加深对营分证临床辨证要点的认识，并从血清电解质、血液流变学及血浆毒素等指标的变化认识营分证的病变本质。

【实验原理】

营分证是温病导致机体实质损害的早期阶段，其病理为热灼营阴，扰乱心神。本实验通过注射大肠杆菌内毒素造成发热及血液流变学方面的改变，从而模拟温病学中营分证的病理变化。

【实验对象】

新西兰大白兔（雌雄兼用）共10只，普通级，体重2.2±0.2kg。

【实验材料】

大肠杆菌内毒素 E·ColiO111B4，使用前用无菌生理盐水配成10μg/ml溶液，并温浴至38℃；其他实验材料同本章实验一。

【实验方法】

1. 每只动物由耳缘静脉注射大肠杆菌内毒素溶液10μg/kg（攻毒）。

2. 观察造模前后所有动物的耳、皮肤、结膜、舌象、饮水量、呼吸、心跳及神志等变化情况。并于造模后2.5小时心脏采血，测定相关指标。

（1）体温：造模前24小时内测肛温3次，取平均值为基础体温。攻毒后第1小时内每10分钟测肛温1次，以后每半小时测肛温1次，共测8～10次。观察其发热反应，包括发热净增值（ΔT），2.5小时体温效应指数（TRI 2.5）。

（2）血钾、血钠测定：血钾测定采用四苯硼化钠试剂比色法，血钠测定采用焦性锑酸钾试剂比浊法。

（3）血浆内毒素测定：采用产色基质偶氮法（应用鲎试剂）。

（4）血液流变学测定：包括全血比黏度和血浆比黏度，采用 LBYN6A 血液流变学测试仪测定。

（5）凝血测定：PT 和 KPTT，方法同本章实验一。

（6）病理解剖和病理切片检查：动物解剖后肉眼观察肺、肝、脾、心、肠系膜等组织器官；并从上述器官切面取材，按常规制成病理切片，镜下观察。

【实验结果】

主要观察体温、渴饮、神志、耳血管体征、舌象、血浆内毒素、凝血指标、血液流变学指标及病理改变。

【注意事项】

同本章实验一。

【讨论】

1. 通过比较，分析本实验与本章实验一有何区别？
2. 卫气营血辨证对临床有何意义？

实验三　血分证动物模型构建实验

【实验目的】

通过本实验，证实温病血分证以神昏、出血为其临床特征，并认识血分证时血液检查指标的异常变化和该证病理改变的严重性。

【实验原理】

血分证是温病病程发展的最深重阶段，温邪深入血分，引起耗血动血之变，导致机体实质的损害。本实验通过注射大肠杆菌内毒素造成发热及血液流变学方面的改变，从而模拟温病学中血分证的病理变化。

【实验对象】

新西兰大白兔（雌雄兼用）共 10 只，普通级，体重 2.2±0.2kg。

【实验材料】

大肠杆菌内毒素 E·ColiO111B4，使用前用无菌生理盐水配成 15μg/ml 溶液，并温浴至 38℃；其他实验材料同本章实验一。

【实验方法】

1. 每只动物由耳缘静脉注射大肠杆菌内毒素液 $20\mu g/kg$（攻毒）。

2. 观察造模前后所有动物的耳、皮肤、结膜、舌象、饮水量、呼吸、心跳及神志等变化情况。并于造模后 2.5 小时心脏采血，测定相关指标。

（1）体温：造模前 24 小时内测肛温 3 次，取平均值为基础体温。攻毒后第 1 小时内每 10 分钟测肛温 1 次，以后每半小时测肛温 1 次，共测 8～10 次。观察其发热反应，包括发热净增值（ΔT）、2.5 小时体温效应指数（TRI 2.5）。

（2）血钾、血钠测定：血钾测定采用四苯硼化钠试剂比色法，血钠测定采用焦性锑酸钾试剂比浊法。

（3）血浆内毒素测定：采用产色基质偶氮法（应用鲎试剂）。

（4）血液流变学测定：包括全血比黏度和血浆比黏度，采用 LBYN6A 血液流变学测试仪测定。

（5）凝血指标：PT、KPTT，方法同本章实验一。

（6）病理解剖和病理切片检查：动物解剖后肉眼观察肺、肝、脾、心、肠系膜等组织器官；并从上述器官切面取材，按常规制成病理切片，镜下观察。

【实验结果】

主要观察体温、神志、出血、舌象、血液流变学测定指标、病理改变等。

【注意事项】

同本章实验一。

【讨论】

1. 通过比较，分析本实验与本章实验二有何区别？
2. 请分析血分证是否都是病在下焦？

实验四　清营汤疗效实验

【实验目的】

通过清营汤对营分证动物模型的疗效观察，以证实该方具有清营泄热、养阴活血之功效，并探讨清营汤的药理作用。

【实验原理】

清营汤由水牛角、生地、玄参、麦冬、丹参、黄连、银花、连翘、竹叶等药物组成，方中水牛角咸寒，清解心营热毒；黄连苦寒，配合水牛角清热解毒；生地、麦冬、玄参甘寒配咸寒，既滋养营阴，又清营泄热；银花、连翘性凉质轻，功能透热转气；丹参清热凉血，活血化瘀，以防瘀热互结。本方是温病学中清营养阴的代表性方剂，对于营热阴伤之证候，临床疗效颇佳。现代研究表明，清营汤具有多方面的药理作用，包括调节体温，降低血液黏度及血小板聚集能力，调节凝血和纤溶机能，提高机体抗氧化能力，抵御自由基的损伤，维护机体内电解质的稳定等。

【实验对象】

新西兰大白兔（雌雄兼用）共 20 只，普通级，体重 2.2 ± 0.2kg。

【实验材料】

大肠杆菌内毒素 E·ColiO111B4，使用前用无菌生理盐水配成 $10\mu g/ml$ 溶液，并温浴至 $38℃$。

清营汤煎液组成：水牛角 30g，生地 15g，玄参 9g，麦冬 9g，丹参 6g，黄连 4.5g，银花 9g，连翘 6g。将水牛角打碎，加水适量，用 5% 稀盐酸调其 pH 值为 1 左右，加盖煮沸 1 小时，然后加入其他各药，按常规煎法 3 煎，煎液过滤合并，水浴浓缩成含生药约 2g/ml 的煎液，保存备用。

其他实验材料同本章实验一。

【实验方法】

1. 家兔分为对照组和清营汤组　两组家兔由耳缘静脉注入大肠杆菌内毒素液 $15\mu g/$kg（攻毒）。清营汤组攻毒前 2 小时及攻毒后各灌胃清营汤煎液 1 次，每只家兔的药量为 10ml/kg；对照组以等量生理盐水灌胃。

2. 检测指标　观察实验前后所有动物的耳、皮肤、结膜、舌象、饮水量、呼吸、心跳及神志等变化情况。并于造模后 2.5 小时心脏采血，测定相关指标。

（1）体温：实验前 24 小时内测肛温 3 次，取平均值为基础体温。攻毒后第 1 小时内每 10 分钟测肛温 1 次，以后每半小时测肛温 1 次，共测 8 ~ 10 次。观察其发热反应，包括发热净增值（ΔT），2.5 小时体温效应指数（TRI 2.5）。

（2）血钾、血钠测定：血钾测定采用四苯硼化钠试剂比色法，血钠测定采用焦性锑酸钾试剂比浊法。

（3）血浆内毒素测定：采用产色基质偶氮法（应用鲎试剂）。

（4）血液流变学及凝血指标：①全血比黏度和血浆比黏度：采用 LBYN6A 血液流变学测试仪测定。②PT：同本章实验一。③KPTT：同 PT 测定方法。

（5）病理解剖和病理切片检查：模型组及清营汤组动物解剖后肉眼观察肺、肝、脾、心、肠系膜等组织器官；并从上述器官切面取材，按常规制成病理切片，镜下观察。

【实验结果】

主要观察体温、渴饮、神志、耳血管体征、舌象、血浆内毒素、凝血指标、血液流变学指标及病理改变。

【注意事项】

1. 体温计插入前应涂以少许液体石蜡或凡士林，以免损伤肛门或直肠。

2. 每次插入深度应一致，以 10cm 为宜，并应在温度计上做标记，以保证插入深度一致。

3. 测温时，家兔不能捆绑，否则体温不上升。可用左手将家兔仰卧抱在怀中，右手持温度计测温。

4. 水浴温度要严格控制，温度变化能影响凝血酶时间。

5. 测 PT、KPTT 时，应在充分照明条件下观察，每份标本最少要重复 3 次，求其均值，以提高实验结果的准确度。

6. 灌胃时，汤药的温度不宜过高，以 25℃ 左右为宜。

【讨论】

如何理解叶天士的"入营犹可透热转气"？

实验五 家兔肺炎双球菌性卫分证造模及银翘散疗效实验

【实验目的】

通过肺炎双球菌滴鼻，建立卫分证模型，并通过观察卫分证代表方银翘散的治疗效应，反证该模型为温病病变的最浅表阶段。

【实验原理】

根据温邪上受的邪入途径，以及卫分证温邪袭表、肺卫失宣的病机，采用肺炎双球菌滴鼻，最初可出现类似恶寒发热等卫分症状，以此复制卫分证动物模型。银翘散辛凉透表，是治疗温病卫分证的代表方剂。

【实验对象】

健康大耳白家兔 20 只，体重 2~2.5kg，种系单一，雌雄各半。

【实验材料】

哺乳动物手术器械，兔解剖台，吸管，注射器（5ml、20ml）及针头，量筒，丝线，橡皮管，棉花，纱布。

1% 的丁卡因 0.2ml，生理盐水，培养基。

银翘散煎液：金银花 9g，连翘 9g，桔梗 6g，淡豆豉 5g，薄荷 6g，牛蒡子 9g，竹叶

4g，荆芥穗 5g，甘草 5g，芦根 9g，按常规煎法 3 煎，煎液过滤合并，水浴浓缩成含生药约 2g/ml 的煎液，保存备用。

【实验方法】

1. 选用健康大耳白家兔 20 只，随机分为模型组和对照组各 10 只。实验前 1 周做免疫学等有关指标检测，二组各项指标均无显著性差异。

2. 将肺炎双球菌液标准株接种于血清肉汤培养基中增殖培养，37℃孵育 24 小时后取培养液少许，转种于血液琼脂培养基上，37℃孵育 18～24 小时后取出，用生理盐水摇匀，用分光光度计比浊计数，分别计出每毫升含细菌个数为：3.8×10^9、7.7×10^9、1.5×10^9、3×10^9、6×10^9 五种浓度菌液，通过预备试验，选出最佳浓度 1.5×10^9/ml 配制菌液 20ml。

3. 每只家兔用 1% 的丁卡因 0.2ml 滴鼻，1 分钟后检查麻醉情况。若喷嚏反射消失，在无菌条件下，用吸管按 0.4ml/kg 将菌液滴入模型组家兔鼻内；对照组用生理盐水冲洗未接种肺炎双球菌的血液琼脂培养基，按等量滴入家兔鼻内。

4. 模型组家兔出现卫分证后，经灌胃给予银翘散煎液，每天 60ml，分 3 次灌服，每 2 小时 1 次。对照组给等量的生理盐水。

5. 观察指标

（1）体温：在室温保持 12℃～14℃的条件下，测动物肛温，每 2 小时 1 次，每次测 2 次，取平均值。

（2）症状与体征：观察蜷卧耸毛、耳壳颜色、舌、脉的变化，每 2 小时观察 1 次。

（3）舌面酸碱度测定：采用 pH 精密试纸测定，每 2 小时 1 次，每次测 2 次，取平均值。

（4）血钾、血钠测定：采用电极法，或酶法。

（5）淋巴细胞转化率测定：采用形态学法（微量全血培养法）或 ^{3}H－TDR 掺入法。

（6）溶菌酶测定：采用琼脂平板打孔测定法或 ELISA 法。

（7）病理解剖和病理切片检查：随机从两组动物中各取 1～2 只，解剖后肉眼观察气管、肺、心、肝、脾、肾等脏器，并从上述器官切面取材，用 10% 的福尔马林固定，石蜡包埋切片，行 HE 染色，光学显微镜观察。

【实验结果】

主要观察体温、神志、耳血管体征、舌面酸碱度、血钾、血钠、淋巴细胞转化率、溶菌酶指标及病理改变。

【注意事项】

1. 掌握正确的灌胃方法，不可用力太猛，以免刺破食道，造成死亡。

2. 掌握注射剂量。

3. 掌握舌面酸碱度测定。

4. 掌握淋巴细胞转化率测定。

【讨论】

1. 整理银翘散的方证源流。
2. 试比较卫分证代表方银翘散和桑菊饮的异同。

实验六　邪热壅肺证动物模型的建立实验

【实验目的】

通过家兔感染肺炎双球菌的方法，建立温病气分证中邪热壅肺证的动物模型。

【实验原理】

家兔在感受肺炎双球菌后，会出现与人类肺炎相类似的病理改变，其肺部的病变较为典型，所以可以依此建立邪热壅肺证的动物模型。

【实验对象】

健康白毛家兔 18~24 只，每只动物体重 2~2.5kg。

【实验材料】

哺乳动物手术器械，兔解剖台，兔"Y"形气管插管，注射器（5ml）及针头，量筒，丝线，橡皮管，棉花，纱布，体温计。
肺炎双球菌Ⅰ型菌株，生理盐水。

【实验方法】

1. 选健康白毛家兔 18~24 只，每只动物体重 2~2.5kg。随机分为模型组和正常对照组。
2. 按常规方法配制肺炎双球菌Ⅰ型菌株，浓度为 2×10^9/ml。
3. 按气管内接种法对模型组进行接种造模（攻毒）。菌液按 0.25ml/kg 量给予，细菌接种后约 8 小时出现类似邪热壅肺的表现。正常对照组给予同剂量的生理盐水。
4. 观测体温、症状与体征（如喘促、鼻翼扇动、烦躁不安、痰鸣音、肺部湿啰音等），测定血液流变学指标、白细胞及分类，直到攻毒后 4 小时，统计动物死亡数量。
5. 在攻毒 8 小时后模型组随机取 1 只存活动物、1 只自然死亡动物，攻毒 48 小时后处死剩余的两组动物并每组再随机各取 1 只（共 4 只），进行解剖，取内脏进行大体观察，并取肺组织块用福尔马林液固定，石蜡包埋，切片观察。

【实验结果】

主要观察体温、肺部情况、血液流变学、白细胞及分类指标、病理改变。

【注意事项】

掌握气管内接种方法。

【讨论】

1. 请搜集整理邪热壅肺证的临床病案 3 则。
2. 根据本实验，请设计一个肺热腑实证的造模实验。

实验七　湿热证大鼠模型复制及三仁汤疗效实验

【实验目的】

通过饮食，空气湿度、温度及感染鼠伤寒杆菌方法，复制湿热证模型，同时运用三仁汤进行治疗反证观察。

【实验原理】

湿热证发生多因内外合邪为病，利用饥饿和喂饲猪脂加蜂蜜的方法损伤脾胃，阻碍运化，制造内湿环境；用提高空气温度和湿度的方法模拟长夏季节气候；以感染鼠伤寒杆菌造成外感湿热病邪，进行多因素湿热证模型的复制。同时运用三仁汤进行治疗反证观察，结果治疗有效，说明湿热证模型成功。

【实验对象】

健康纯种 Wistar 大鼠 30 只，雌雄各半，体重 190±10g。

【实验材料】

恒温干燥箱，湿温度表，超声雾化器，体重计，组织切片机，电子显微镜，动物手术器械，解剖台，注射器（5ml）及针头，量筒，丝线，橡皮管，棉花，纱布，体温计。

三仁汤煎液：杏仁 15g，厚朴 6g，滑石 18g，白豆蔻 6g，通草 6g，淡竹叶 6g，薏苡仁 18g，半夏 15g，常规水煎后，浓缩为 200% 浓度的药液，用药剂量相当于成人剂量的 40 倍。

鼠伤寒沙门菌菌株，猪脂，蜂蜜，自来水。

【实验方法】

1. 选用大鼠 30 只，随机分为湿热造模组（简称模型组）、湿热造模加中药治疗组

（简称中药组）、对照组 3 组。

2. 鼠伤寒沙门菌，应用浓度 10^9cfu/ml。

3. 造模箱：恒温干燥箱，内装超声雾化器，湿温度表，调节箱内温度 33℃ ±2℃，相对湿度 95% ±3%。

4. 模型组造模前禁食 24 小时，每天上午以乳状猪脂每只 5ml 灌胃，分 2 次，每次间隔 1.5 小时，晚上以蜂蜜 3ml/100g 灌胃；于第 4 天晨，开始感染鼠伤寒沙门菌，按 1ml/100g 灌胃；第 5 天将动物拿出造模箱，置于正常环境，正常饮食条件下喂养，于第 10 天处死、剖检。中药组同模型组进行造模，于第 5 天动物恢复正常环境、正常饮食后，每天按 3ml/100g 的剂量分两次灌服三仁汤，共 5 天，于第 10 天处死，剖检。对照组以自来水每天 5ml 灌胃，于第 10 天处死，剖检。

【实验结果】

主要观察体温、体重、平均进食量、平均饮水量、平均尿量、精神状态、大便、舌苔指标及病理改变。

【注意事项】

1. 掌握正确的灌胃方法，不可用力太猛，以免刺破食道，造成死亡。
2. 掌握病理切片技术。

【讨论】

1. 请思考湿热证是否有其他造模方法？
2. 请分析三仁汤中"三仁"的功效。

实验八　家兔巴氏杆菌性气营两燔证模型建立实验

【实验目的】

通过巴氏杆菌感染动物，建立气营两燔证模型，用来模拟人体的气营两燔证，并加深对该证临床表现的认识。

【实验原理】

巴氏杆菌是一种人畜共患的致病菌。在感染动物后，所出现的症状及病程较符合卫气营血的发展特点。而且在从气分证向营分证演变后，有一个较为典型的气营两燔过程，可以用来模拟人体的气营两燔证。

【实验对象】

日本大耳白兔或青紫蓝兔 6 只，每只体重 2.2 ~ 2.5kg。

【实验材料】

体温度计，体重计，组织切片机，电子显微镜，动物手术器械，解剖台，注射器（5ml）及针头，量筒，丝线，橡皮管，棉花，纱布，坐标纸。

冻干禽霍乱 807 系弱毒巴氏杆菌，灭菌生理盐水，福尔马林。

【实验方法】

1. 动物分组及用药

（1）选用家兔 6 只，连续 3 次测体温，以其平均值为基本体温。

（2）选冻干禽霍乱 807 系弱毒巴氏杆菌，每支含活菌 30 亿，用灭菌生理盐水稀释为 $1 : 10^6$ 浓度备用。

（3）按每千克体重 1ml 菌液的用量，以 5ml 注射器抽取菌液，在家兔耳根部进行皮下注射（攻毒）。攻毒后每隔 1 小时测肛温 1 次，绘制每只家兔的发热曲线图，计算发热指数。

（4）在攻毒后 18 小时，通过颈动脉放血或心脏取血，抽取血液以备检测。以耳缘静脉注入空气 20ml 的方法处死家兔。

2. 观察指标

（1）体温：造模前测肛温，攻毒后每隔 1 小时测肛温 1 次。

（2）症状与体征：观察家兔的神态、耳廓形色、球结膜、口渴、舌苔、饮食、呼吸、刺激反应、四肢活动等情况。

（3）病理形态学：处死家兔后，解剖取出心、肺、肝、脾、肾等内脏，观察其出血、肿胀、色泽等情况；并切取组织块放入福尔马林液中固定，做切片，光镜观察。

【实验结果】

观察体温、神态、耳廓形色、球结膜、口渴、舌苔、饮食、呼吸、刺激反应、四肢活动指标及病理改变。

【注意事项】

1. 注意在家兔耳根部进行皮下注射。
2. 掌握颈动脉放血或心脏取血方法。
3. 掌握病理形态学观察方法。

【讨论】

1. 结合临床，对气营两燔证的证候进行分析。
2. 请分析气营两燔证与单纯的营分证、气分证的证治异同。

实验九 清瘟败毒饮对内毒素诱发家兔温病气血两燔证的疗效实验

【实验目的】

说明气血两燔证有瘀血病机存在，同时探讨清瘟败毒饮能在一定程度上拮抗内毒素（ET）引起的"高黏综合征"，以证实该方具有解毒、降黏，稀释血液的作用，从而可阻断病邪深陷血分。

【实验原理】

清瘟败毒饮是治疗温病气血两燔重证的代表方。现代研究表明，气血两燔证有红细胞（RBC）聚集、血浆纤维蛋白原含量（Fg）升高，引起全血比黏度增高的现象，说明气血两燔证有瘀血病机存在。清瘟败毒饮具有解毒、降黏，稀释血液的作用，可阻断病邪深陷血分。

【实验对象】

日本大耳白兔 20 只，体重 1.9 ~ 2.3kg，雌（无孕）雄不限。

【实验材料】

体温度表，体重计，血细胞计数仪，血流变仪，光度分光仪，组织切片机，电子显微镜，动物手术器械，解剖台，注射器（5ml）及针头，量筒，丝线，橡皮管，棉花，坐标纸，纱布。

清瘟败毒饮煎液：生石膏 30g，生地 15g，水牛角 30g（代犀角），黄连 5g，栀子 10g，桔梗 10g，黄芩 10g，知母 10g，赤芍 10g，玄参 10g，连翘 10g，淡竹叶 10g，甘草 10g，丹皮 10g。生石膏、水牛角先煎 30 分钟，然后加入其他药，煮沸 60 分钟，滤取药液，再加水，煮沸 60 分钟，取药液，合并两次药液，静置 24 小时，用脱脂棉过滤，浓缩成含生药 2g/ml 的煎液。分 3 个批次制成，将药液混合，加入防腐剂尼泊金，用量为 0.01%，然后用 250ml 的消毒盐水瓶分装备用。

大肠杆菌内毒素 E·ColiO55B5，使用前用 0.9% 生理盐水配制成 0.5μg/ml 溶液，并温浴至 38℃；生理盐水。

【实验方法】

1. 动物分组及用药

（1）家兔 20 只随机分为用药组和对照组各 10 只，实验前测温 3 次，取其均数作为基础体温。

（2）每只家兔耳缘静脉缓缓注入内毒素 0.5μg/kg（攻毒）。用药组家兔于注射内毒素前 2 小时及注射内毒素后 20 分钟用清瘟败毒饮煎液灌胃 1 次，剂量 10ml/kg；对照组同法灌服等剂量生理盐水。

2. 观察指标

（1）体温：实验前测肛温 3 次，取平均值作为基础体温。攻毒后第 1 小时每隔 30 分钟，以后每隔 60 分钟测温 1 次，共测 5 小时。然后求出 ΔT、TRI。

（2）白细胞和血小板计数：白细胞计数按常规方法进行，于注射内毒素前及注射后 1.5 小时、5 小时各采血 1 次。血小板计数用许氏稀释液，于注射内毒素前及注射后 4.5 小时各采血 1 次。

（3）血液流变学测定：于注射内毒素前及注射后 4 小时于家兔耳动脉采血测定：①全血比黏度和血浆比黏度：采用黏度计，在 25℃ 恒温水浴中测定。以生理盐水为参比溶液，测得血浆或全血与生理盐水流经玻璃毛细管之时间比值为血浆或全血比黏度。②红细胞电泳时间：采用细胞电泳仪。③红细胞压积（H）：用长 100mm、内径 3mm 的 Wintrobe 血沉管，在 25℃ 恒温水浴中静置 1 小时读取血沉数，然后将 Wintrobe 管置离心机离心，3000r/min，共 30 分钟，读取红细胞压积。④纤维蛋白原含量（Fg）：采用凝血酶法、酶联免疫分析法。⑤全血还原黏度 =（全血比黏度 −1）/H。

（4）血浆 cAMP 及 cGMP 测定：cAMP 采用蛋白竞争法，cGMP 采用放射免疫法。

（5）病理形态学：注射内毒素后 5.5 小时，空气注入法处死动物，立即解剖进行肉眼大体观察，同时取肺、心、肝、脾、肾等脏器，10% 中性福尔马林固定，石蜡包埋切片，HE 染色镜检。

【实验结果】

主要观察体温、白细胞和血小板、血液流变学、血浆 cAMP 及 cGMP 指标、病理改变。

【注意事项】

1. 掌握家兔耳缘静脉注射方法。
2. 掌握血细胞计数仪使用方法。
3. 掌握放射免疫测试法。
4. 掌握蛋白竞争法。

【讨论】

1. 结合临床，对气血两燔证的证候进行分析。
2. 清瘟败毒饮有何作用？可应用于哪些临床疾病的治疗？

实验十　安宫牛黄丸对家兔脑损害
治疗作用的实验

【实验目的】

研究安宫牛黄丸对由细菌、内毒素所造成的家兔脑组织损害的治疗作用。

【实验原理】

安宫牛黄丸是治疗温病邪热内陷心包的代表方，在临床上能促使患者神志清醒。以家兔脑脊液的乳酸脱氢酶（LDH）和脑组织的乳酸脱氢酶为主要观察指标，研究该方对由细菌、内毒素所造成的家兔脑组织损害的治疗作用，在此基础上可以进一步研究其他具有相似作用的方药，以探索代替安宫牛黄丸的新药品。

【实验对象】

健康大耳白兔 16 只，体重 1.8 ~ 2.2kg，雌雄各半。

【实验材料】

体温度计，体重计，光度分光仪，离心机，动物手术器械，切片机，解剖台，注射器（5ml）及针头，量筒，试管，丝线，橡皮管，棉花，纱布。

攻毒药液：百日咳菌液，实验前将三种批号的菌液混合，浓度为 1.5×10^9/ml。大肠杆菌内毒素为 E·ColiO127B6，用生理盐水配成 1g/ml 菌液。

中药：安宫牛黄丸，每丸 3g。将药丸切碎，溶于温水中，制成安宫牛黄丸混悬液，每毫升含丸药 0.04g。

【实验方法】

1. 选用健康大耳白兔 16 只，随机分为用药组和对照组各 8 只。

2. 实验动物采用灌胃法给药，用药组在攻毒前 30 分钟灌服安宫牛黄丸混悬液 10ml/kg，对照组灌服等量温开水。

3. 按百日咳菌液 0.5ml/kg 和大肠杆菌内毒素 1g/kg 剂量混合，由家兔耳缘静脉缓缓注入，注射后观察 16 小时。

4. 实验动物分别在攻毒前 1 天和攻毒后第 16 小时抽脑脊液 1 次，每次抽 0.6ml，迅速注于清洁干燥的试管中，即刻置于离心机，按 2500 转/分离心 10 分钟后置于 4℃冰箱中贮藏待测。

5. 实验动物在攻毒前 1 小时和攻毒后 1、2、3、4、5、6、16 小时测体温 1 次。

6. 攻毒后第 16 小时用静脉空气注入法处死动物，即剖颅取大脑、小脑、脑桥组织各 1 块，置于福尔马林溶液中固定以做切片。另外，再取上述脑的新鲜组织冷冻，连续切成 10μm 厚的冰冻切片。

7. 乳酸比色法、721 分光光度计比色测定脑脊液 LDH 值；Preston 法显示脑细胞 LDH 的活性。

【实验结果】

主要观察体温、神志、脑脊液及脑组织指标、病理改变。

【注意事项】

1. 掌握攻毒药液配置。
2. 掌握乳酸比色法技术。
3. 掌握脑脊液抽取法。

【讨论】

1. 临床运用时，如何选用"温病三宝"？
2. 本实验有何临床启发？请论述。

参 考 文 献

[1] 陈可冀．活血化瘀研究与临床．北京：北京医科大学中国协和医科大学联合出版社，1993

[2] 袁肇凯．中医诊断实验方法学．北京：科学技术出版社，2007

[3] 胡志希，刘燕平．中医诊断临床技能实训．长沙：湖南科学技术出版社，2011

[4] 陈小野．实用中医证候动物模型学．北京：北京医科大学中国协和医科大学联合出版社，1993

[5] 严世芸．中医各家学说．北京：中国中医药出版社，2007

[6] 王占波，吉恩生，楚力．医学实验教程．北京：中国中医药出版社，2011

[7] 邓文龙．中医方剂的药理与应用．重庆：重庆出版社，1990

[8] 刘国强．温病卫气营血证候动物实验研究．西安：陕西人民教育出版社，1992

[9] 夏蓉西，葛琦．中医经典著作实验学．天津：南开大学出版社，1997

[10] 杨进．新编温病学．北京：学苑出版社，2003

[11] 杨进．温病学理论与实践．北京：人民卫生出版社，2008

[12] 封银曼，龙旭阳，郑攀．方剂学科发展思路与方法．河南中医学院学报，2003，18（3）：4－6

[13] 刘学华．现代方剂实验研究评述．江苏中医，2001，2（3）：1－4

[14] 魏盛．经前期综合征肝气逆、肝气郁证动物模型改进及肝失疏泄微观机制研究．山东中医药大学学报，2007，31（5）：404－408

[15] 孙素云，王鹏雯，闫冰，等．高脂饮食诱导痰湿证候大鼠血糖的动态观察．光明中医，2011，26（10）：1999－2002

[16] 卢文丽，方肇勤．阳虚证动物模型的造模方法与评析．上海中医药大学学报，2004，18（4）：44－48

[17] 李花，刘旺华，刘建新．过食酸味药山茱萸对大鼠胃窦 D 细胞及 NO 与 ET－1 的影响．湖南中医药大学学报，2010，30（7）：19－21

[18] 赵新秀，寇永锋．类风湿性关节炎中医证型分布规律的文献研究．中华中医药学刊，2008，26（9）：1943－1944

[19] 黄子天．《内经》条文在温病四大家医案中引用情况的统计与分析．光明中医，2010，25（6）：922－925

[20] 殷晓梅，徐斐，赵力，等．南京市高血压流行病学特征与相关因素调查，2003，19（8）：970－971

[21] 李花，蔡光先，刘柏炎．中医"肝脾相关"理论阐微．天津中医药，2010，27（3）：210－212

[22] 郭佳林，李海涛．血压晨峰现象的研究进展．中国循证心血管医学杂志，2012，4（5）：484－485

[23] 黄峰，林宁．老年高血压晨峰现象与动脉缓冲功能的临床研究．中国实用医药，2010，5（2）：79－81

[24] 王庆国，李宇航，赵琰，等．半夏泻心汤及其拆方对正常大鼠胃肠运动功能的影响．北京中医药大学学报，2001，24（6）：19－23

[25] 刘芬．调胃五方对胃肠激素作用的比较研究．湖北民族学院学报医学版，2005，22（1）：1－6

[26] 唐抗，陈嘉．六味地黄丸对慢性肾功能不全大鼠的实验研究．中医药学刊，2003，21（2）：258－263

[27] 林臻桢，陈彤．绞股蓝皂甙对实验性糖尿病小鼠的降糖作用研究．龙岩学院学报，2011，29：51－56

[28] 吴勇，李政木，陈炜璇，等．肾气丸"阴中求阳"配伍对肾阳虚大鼠细胞因子含量的影响．时珍国医国药，2009，20（8）：1846－1851

[29] 李凤新，李红，王秀华，等．复方人参四逆汤中化合物H对正常及休克大鼠血压等的作用．人参研究，2002，14（3）：13－17

[30] 赵子剑，吴峰．复方八正散液灌胃大鼠尿液的体外抑菌和对左氧氟沙星增效作用的实验研究．山西中医，2007，23（3）：60－64

[31] 王明江，王新均，冯桂香，等．硝苯吡啶与维生素K对家兔输尿管动作电位和尿流量影响的实验研究．中国应用生理学杂志，2007，23（1）：50－52

[32] 陶明飞，杨卫东．血府逐瘀口服液对小鼠耳廓微循环的影响．中国临床药理学与治疗学，2003，8（1）：89－91

[33] 赵雪莹，滕林，李冀．金铃子散镇痛作用的实验研究．中医药学报，2012，40（1）：61－62

[34] 王琦．9种基本中医体质类型的分类及其诊断表述依据．北京中医药大学学报，2005，28（4）：1－8

[35] 杨士友，孙备，裴月梅．风寒表证和寒凝血瘀证动物模型的研究．中国中医基础医学杂志，1997，3（1）：54－55

[36] 孙有智，赵益，辛增平．方剂配伍实验研究近况及思考．甘肃中医，2006，19（10）：45－48

[37] 梅慧生．人体衰老与延缓衰老研究进展——主要衰老学说介绍与评价．解放军保健医学杂志，2003，5（3）：182－184

[38] 侯莉莉．桂枝茯苓丸的药理实验研究．河北中医，1997，19（6）：45－46

[39] 黄金铃，龙子江，吴化强，等．苓桂术甘汤对正常小鼠免疫功能的影响，安徽中医学院学报，2001，20（5）：42－44

[40] 王琦，朱燕波，薛禾生，等．中医体质量表的初步编制．中国临床康复，2006，10（3）：12－14

[41] 龚婕宁，杨进，陆平成，等．家兔病毒性肺热证模型的建立．中国中医基础医学杂志，1995，1（3）：46－48

[42] 陈云波，王奇，赖世隆．从血管内皮细胞功能改变看血瘀证实质及活血化瘀机理．中国中医基础医学杂志，1996，2（1）：37－38

[43] 陈爽白，常淑枫，肖照岑，等．湿热证大鼠模型的复制及三仁汤对其影响的实验观察．天津中医，2002，19（2）：38

[44] 郭明阳，阎翔．温病湿热证湿重于热动物模型的研究．成都中医药大学学报，2003，25（1）：33－36

[45] 胡方林，袁振仪，欧阳建军，等．《方剂学》实验教学改革及大学生创新能力培养的探索与实践．辽宁中医药大学学报，2011，13（8）：213－215

［46］叶望云，李鸣真，陆付耳，等．温病邪入营血分实质的实验研究．中国中医急症，1994，3（5）：227 – 229

［47］谢恬，凌一揆．清瘟败毒饮对内毒素诱发家兔温病气血两燔证的疗效和机理．中国中西医结合杂志，1993，13（2）：94 – 97

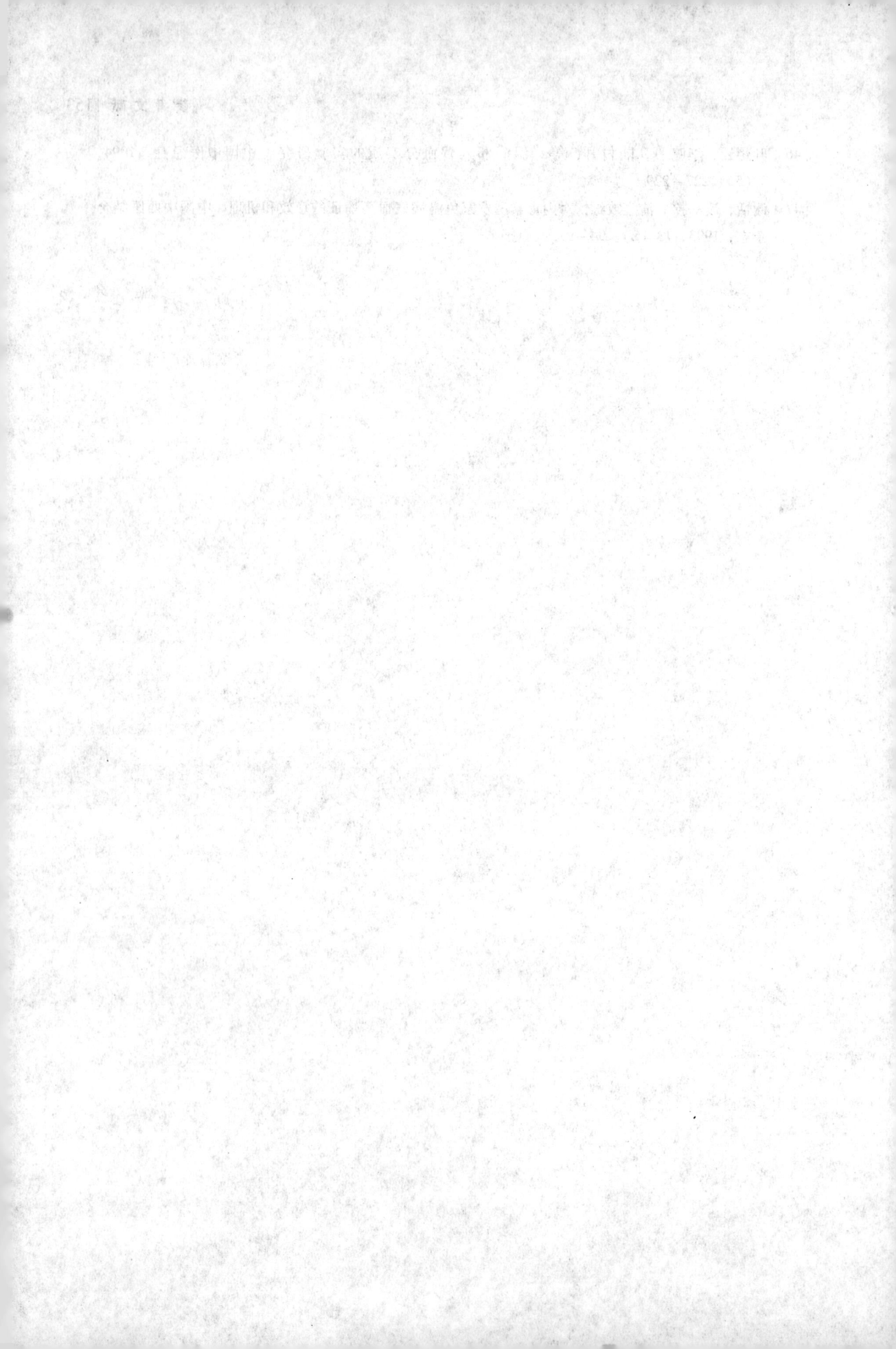